꽁꽁 숨겨 놓은 제약영업의 비밀

병원편

꽁꽁 숨겨 놓은
제약영업의
비밀 병원편

초판 1쇄 발행 2023년 03월 01일
저 은 이 이상원
발 행 인 권선복
편   집 이선종
디 자 인 신미현
전 자 책 서보미
발 행 처 도서출판 행복에너지
출판등록 제315-2011-000035호
주   소 (07679) 서울특별시 강서구 화곡로 232
전   화 010-3993-6277
팩   스 0303-0799-1560
홈페이지 www.happybook.or.kr
이 메 일 ksbdata@daum.net

값 18,000원
ISBN 979-11-92486-58-1 (13510)

꽁꽁 숨겨 놓은
제약영업의
비밀

병원편

이상원 지음

도서
출판 행복에너지

추천사

김중길 [아주약품 회장]

세상은 새로운 문제의 당면과 그 해결책을 찾는 과정의 연속이고, 오늘도 각자의 분야에서 수없이 많은 노력이 기울여지고 있을 것입니다.

우리 업계도 많은 인재가 모여 함께 노력하고 있는 분야이지만, 학습과 경험을 통해 축적된 업무 지식과 접근법이 각 개인의 업무 노하우로만 남아 있는 경우가 많은 것 같습니다.

이 책은 이러한 비체계적인 암묵지를 체계적인 형식지로 전환, 효과적으로 공유할 수 있게 제약영업분야에 대한 업무 지식과 접근법을 잘 정리하여 제시하고 있다고 생각합니다.

인생 및 업계의 선배로서 우리 제약−바이오 업계의 미래를 준비하는 유능한 젊은 인재들에게 올바른 방향을 제시해 줄 수 있는 도서로 추천하고 싶습니다.

노태호 [가톨릭대학교 명예교수 심장내과 전문의]

제약 회사의 판촉물로 레이저 포인터가 한참 유행했다. 한 개는 매우 유용해 고마웠지만 여러 회사에서 너도 나도 같은 판촉물을 선물하니 오히려 나중에는 짐이 되었다. 시간이 흘러 필요한 것은 레이저 포인터 안에 쓰이는 건전지이건만 판촉물은 여전히 값비싼 레이저 포인터로 변하지 않았다. 이러한 사례에서 볼 수 있듯이 마케팅의 기본적인 요소인 고객 니즈(Needs)에 대한 연구 및 접근이 무엇보다 중요한 요소임에는 틀림없는 이야기이다. 이 책은 오랜 시간의 연구와 경험이 녹아들어가 있는 역작이다. 고객의 입장에서 느낄 수 있는 아쉬운 점이나 회사 및 직원의 성장을 위해서 가르쳐주고 싶은 내용들을 잘 정리하여 놓았다. 특히 고객에게 접근하기 내용 중 '충성고객 만들기'는 오랜 시간 진료 현장에서 느끼며 말해 주고 싶은 내용을 잘 정리해 놓아 제약 회사 영업 직원들에게 추천해 주고 싶은 내용이다.

김정목 [엠제이팜 회장]

　전략 수립의 기초에서 탄탄한 이론적 배경을 갖추는 것이 무엇보다 중요하다. 지나치게 현실만 강조하여 이론을 무시하면 몇 개의 묘수는 발견할 수 있지만 결국 실수를 반복하게 되고 제대로 된 전략을 수립하기 힘든 경우를 많이 보아왔다. 병원 영업은 수많은 이해관계자와 다양한 형태로 복잡하게 연결되어 있다. 큰 틀은 유통이라는 구조가 중간에 들어가 있기 때문에 이러한 구조적인 면을 등한시하고서는 성공하기 어렵다고 생각한다. 이러한 관점에서 꼭 이해하고 넘어가야 하는 의약품 유통 구조와 생리를 알기 쉽게 설명하여 병원 영업의 큰 그림을 이해할 수 있도록 도움을 줄 수 있다는 점에서 추천해 주고 싶은 업무 지침서라 말하고 싶다.

김재욱 [고려대학교 경영대학 교수]

　이론적 지식과 실무 지식을 잘 엮어놓은 헬스케어 산업에 대한 마케팅 관련 서적이 거의 전무한 상황에서 이 책은 제약 분야에 종사하는 실무자들에게 이 두 가지의 지식을 최적화하여 제공하고 있다. '고객 가치 중심의 마케팅'이라는 철학하에서 고객과 고객이 추구하는 가치에 대한 이해를 기반으로 실제 병원 고객들의 다양성과 의사 결정의 복잡성에 대한 자세한 설명을 제공하고 이를 극복할 수 있는 현실적인 접근 방식들을 체계적으로 정리하고 있어 제약업계 마케팅/영업 인력들이 이 분야에 대한 전문성을 함양하는 데 크게 도움이 될 것이라고 생각한다. 이 저서는 왜 경영학 교육이 이론 중심의 교육에서 벗어나 실무적인 지식을 적극적으로 적용하는 것이 필요한지를 보여 주는 훌륭한 예라고 생각한다.

박노석 [(전) 한미약품 HR임원 / (현) 피플앤박 대표]

이 책은 병원 영업을 꿈꾸는 취준생, 그리고 현재 병원 관련 비즈니스를 수행하고 있는 현직자에게 업무의 지침서가 될 것입니다. 병원 영업의 전문성을 가지고 고객의 가치 실현과 본인의 성장을 통해 동반자로서 파트너십을 만들어 나가는 방법을 제시하고 있습니다. 저자가 본인의 직무 경험을 책으로 펴낸 열정과 사회를 위한 헌신에 박수를 보냅니다. 본서가 병원 비즈니스에 관련하여 직무 역량을 강화하고 전략적 마인드를 갖춘 성공하는 리더가 되는 길의 이정표가 되기를 바랍니다.

김병우 [(전) 대웅제약 영업총괄본부장]

모든 일은 뼈대가 튼튼해야 이를 중심으로 성장할 수 있는 발판을 마련하는 것이 아닌가 생각이 든다. 영업이라는 활동도 기초와 근간을 세우는 것이 매우 중요한데 지금까지 우리가 알고 있으나 쉽게 공유하지 않고 개인의 노하우로만 방치되어 있던 기본기 항목을 잘 정리하여 기술해 놓은 부분이 매우 마음에 든다. 특히 병원 영업에 관심 있는 분이라면 반드시 읽고 내 것으로 만들어 바로 현장에서 활용할 수 있는 부분이 많을 것으로 생각한다. 인생의 절반을 병원 영업에 몸담아 쌓은 노하우를 한 권의 책으로 꼭 남기고 싶은데 믿음직한 후배님의 글을 보니 너무 자랑스럽다.

Prologue
나의 하루

　With COVID-19 시대를 넘어 우리는 어디로 가고 있는 것일까? 이러한 물음에 다양한 의견과 답변이 나올 수 있을 것 같다. 하지만 그 끝은 반드시 있을 것이고 이에 대한 결과를 이끌어내기 위해 수많은 전략과 아이디어를 통해 구체적인 계획을 실행으로 옮겨서 결국 우리가 바라는 결과물을 만들어낼 수 있도록 우리는 각자의 주어진 역할에 맞게 움직이고 있다.

　다양한 산업과 직무군이 존재하지만 내가 현재 몸담고 있고 일하고 있는 분야는 제약/바이오 분야이다. 물론 코로나 치료제 개발과 직접적인 관련성이 있는 분야는 아니고 제약업계의 다양한 업무 영역 중 제약 영업과 마케팅, 유관 부서에서 지식과 경험을 쌓아가고 있다.

우리는 성과를 창출하기 위해 회사라는 집단에 속하든지 아니면 개인이 집단을 만들어 업무를 진행하곤 한다. 최종적인 결과물을 만들어내기 위해 일련의 프로세스를 거쳐서 어떻게 하면 기존보다 좀 더 효율적인 방법으로 성과물을 창출할 것인지 고민한다.

　그런데 결과가 나오는 것을 보면 위에서 언급한 것과 같이 일련의 과정인 프로세스가 존재한다. 즉 세상에는 일정한 법칙과 규율이 존재하며 좀 더 세분화하면 집단의 사고방식과 제도가 존재한다고 볼 수 있다. 이것은 단순히 고정관념을 깨거나 하는 문제가 아닌 한마디로 사회나 집단이 돌아가는 시스템적인 부분이다. 여기서 이야기하고 싶은 내용은 결국 사회라는 조직은 일정한 법칙과 체계가 유지되어 돌아가고 있다는 것이고 최종적인 결과물을 얻어내기 위해서 요구되는 절차와 지식을 반드시 숙지하고 업무에 임해야 만족할 만한 결과를 도출할 수 있다는 것이다.

　우리는 제약 영업을 하는 사람으로서, 병원 내부 관계자의 시점으로 보면 외부인이며 병원의 원활한 진료를 돕기 위한 외부 협력사 또는 조력자 같은 사람이다. 병원이 운영되는 시스템적인 규칙에 대해서 사전에 파악하여 시기를 놓치지 않도록 숙지하고 있어야 하며 주요 변화 사항에 대해서도 꼭 짚고 넘어가야 할 부분을 미리 점검하여 업무 진행에 대한 누락이 없도록 해야 할 것이다.

영업을 하는 우리가 병원을 이해하고 해당 담당 지역에서 답을 찾기를 원한다면 조직 내부의 용어와 업무가 진행되는 시스템을 이해하고 활용할 줄 알아야 할 필요성을 느꼈다. 이러한 구조적인 특징을 한마디로 표현하기는 어렵지만 우리가 영업을 직무로 하고 있는 이상 반드시 알고 넘어가야 할 내용이기에 전체적인 기본기 항목과 프로세스를 정리해 많은 사람과 소통할 수 있는 계기를 만들어 보기로 마음먹었다. 큰 틀에서 전체적인 맥락을 이해하고 개별적인 특수 사항은 별도로 접목해 본다면 병원을 둘러싸고 있는 시스템을 이해하는 데 매우 큰 도움이 될 것이다.

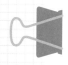

영업의 본질은 고객 가치 실현을 통한 매출 성장에 있을 수 있다. 현재의 단순한 결과물만을 보지 말고 좀 더 본질적인 측면에서 접근해 보면 고객의 환경에 맞는 솔루션과 대안을 정리하여 전달함으로써 단순한 제품의 판매가 아닌 고객별 맞춤식 가치 제안 방법으로 발전된 성장을 이끌 수 있을 것이다.

결국 제품은 기본이고 고객이 당면하고 있는 개인적인 감정과 함께 내/외부의 환경적인 요소를 고려하여야 하며, 이러한 개별적인 요소를 한데로 끌어모아 합을 이룸으로써 우리는 고객 가치 실현을 통한 우리의 목표를 달성할 수 있다. 즉 고객을 둘러싸고 있는 집단 환경(병원 시스템) 및 업무 프로세스를 완벽하게 이해함으로써 고객을 통해 창출하고 싶은 가치를 이끌어내는 좀 더 효율적인 방법이 고안될 것이다. 이러한 시스템에 대한 이해는 제약 분야 특히 영업을 하는 외부인(병원 내부의 고객의 시점으로 보는 영업 직원)이 반드시 숙지하여 체화(體化)하여야 할 업무 기본기라고 할 수 있을 것이다.

구체적으로 정리해 보고 싶은 큰 맥락은 이러한 업무 기본기가 왜 필요하고 어째서 반드시 숙지해야 하는지와 우리 고객이 느끼는 가치에 따라 우리는 어떻게 행동해야 하는지에 관한 것이다. 고객의 환경을 둘러싸고 있는 요인의 분석 및 활용법, 그리고 나의 경쟁력은 무엇인가라는 질문에서 시작해 관리자와 회사의 지원 방안에 대해서도 함께 고민해 볼 예정이다.

Contents

추천사
    004 | 김중길, 노태호, 김정목, 김재욱, 박노석, 김병우
Prologue
    009 | 나의 하루

PART 01

의약품 시장과 영업에 대한 이해

01. 의약품 시장에 대한 이해
    020 | 의약품 시장의 이해

02. 업무에 대한 이해
    024 | 어디서 싸울 것인가?
            (내가 일하고 있는 곳의 경쟁 상황은 어떠한가?)
    026 | 경쟁 환경 분석항목 (기본 요소)

03. 선택지에서 이기는 방법
    031 | 도구의 경쟁력 · 학습의 수준 · 회사의 지원

PART 02

병원 영업의 기본기와 고객관리 방법

04. 병원시스템의 이해

037 | 의약품 구매 방식

047 | 의약품 상정 절차

064 | 병원별 주요일정 몸에 익히기

입찰계약방식사례

(서울대, 분당서울대, 전남대, 서울아산병원, 한림대병원)

수의계약방식사례

(가톨릭성모, 세브란스, 경희의료원, 가천길, 부산백병원)

05. 일 잘하는 직원의 공통점

111 | 일 잘하는 영업 사원의 특징

06. 고객에게 접근하기

117 | 고객단계 접근법

129 | 충성고객 만들기

133 | 예측 가능 영업 만들기

PART 03

도전 신약 랜딩 100%

07. 신약 상정 흐름도

140 | 무엇을 어떻게 준비할 것인가?

08. 신약 상정 프로세스

146 | 신약 랜딩 프로세스

152 | 신약을 둘러싼 이해관계자

158 | 약제부 방문 관리의 중요성

PART 04

업무코칭의 기술적 방법

09. 무엇을 코칭할 것인가?

166 | 의약품 입찰 주요 전략 (소통, 피드백, 사후관리)

171 | Risk Monitoring Management (위기대응 관리법)

176 | 동반성장을 위한 코칭기술

10. 전략적 마인드 함양

182 | 전략의 수립과 실행 접근법 (전략적 마인드 갖추기)

PART 05

의약품 입찰의 이해와 활용

11. 입찰구매 관련 이해관계자

190 | 입찰 관련 행동주체들의 관심사항

12. 사립병원의 구매 방식 변경에 따른 우리가 할 일

197 | 의약품 구매형태 변화

13. 입찰관리의 중요성

204 | 국내 의약품 입찰의 추세와 트렌드
209 | 입찰관리의 중요성
212 | 체계적인 업무 교육의 중요성
216 | 입찰 과정의 주요 소통 포인트

14. 전략적 사고로 입찰 계획 세우기

227 | 입찰을 왜 하냐고 물으신다면? (우린 계획이 있으니까)

15. 현행 입찰 제도의 분석과 상생 방안

234 | 국내 의약품 입찰의 주요 특징
236 | 의약품 관련 주체별 입장
237 | 상생 방안

Epilogue

240 | 학습하여 준비된 프로전문가가 되자

부록

기초적인 시장조사와 기업 탐방

01. 기초적인 시장조사

246 | 기본적인 의약품 시장 환경 조사
250 | 나라장터 입찰 공고 확인 방법

02. 기업탐방

259 | 제약 산업의 역사를 만드는 종근당
262 | 글로벌 헬스케어 기업 대웅제약
267 | ESG 경영의 선두주자 아주약품

출간후기

272 | 제약영업인으로서 알아야 할 기본과 실전을 눌러 담다

PART 01

의약품 시장과 영업에 대한 이해

01

의약품 시장에 대한 이해

의약품 시장의 이해

1. 의약품의 분류

■ 전문의약품(ETC)/일반의약품(OTC)

전문의약품이란 약리작용이나 약물을 사용할 수 있는 적응증으로 볼 때 의사 또는 치과의사의 전문적인 진단과 지시 감독 아래 사용해야 하는 의약품이다. 특히 부작용이 심하고 습관성 및 의존성이 있으며 내성이 잘 생기고 약물 간 상호작용으로 약효가 급상승 또는 급감할 수 있는 약은 전문약으로 규정한다.

일반의약품은 전문의약품 이외의 것으로 안전성과 유효성이 인정돼 약사나 소비자가 임의로 선택할 수 있는 품목을 말한다. 즉 의사의 처방을 받지 않아도 부작용 등의 문제가 크지 않기 때문에 약사나 소비자가 판단하여 사용할 수 있게 한 약으로 이러한 의약품은 의사의 처방전이 없어도 약국에서 구입할 수 있다.

(출처 : 네이버 지식백과 – 일반의약품/전문의약품, 사상식사전; pig 지식엔진연구소)

　의약품의 분류는 크게 두 가지로 분류되며 제약 회사의 영업사원은 주로 전문의약품을 취급하여 병원에 영업을 하고 있다. 물론 일반의약품도 의사가 처방 가능하지만 그 규모가 크지 않고 환자가 선택하여 구매할 수 있어 전문의약품에 포커스를 맞추어 이야기를 이어나가려 한다.

2. 의약품 구매 유통

　1994년 의약품유통일원화제도를 시행으로 하여 100병상 이상의 종합병원과 제약사 간의 의약품 직거래를 법으로 금지시켜 왔다. 하지만 지금은 법이 폐지되어 제약사와 종합병원 간의 직거래, 즉 중간에 도매상이 관계하지 않은 형태로 의약품을 납품할 수 있으나 제약사 입장에서는 직거래를 통해서 감수해야 하는 리스크(기존 의약품 납품 도매상이 생존권 문제를 제기하며 갈등을 발생시킬 수 있는 점)가 있어 선뜻 직거래를 하겠다는 제약사가 생기지 않는 상황이다. 병원에서도 구매부서 혼자 수많은 제약사와 품목을 직접 관리하고 소통하기에는 인력과 시간이 너무나 많이 들어가기 때문에 병원 운영에 차질 없도록 일정 조건을 갖춘 의약품 도매상을 선정하여 납품하도록 하는 것이 일반적이며 제약 회사에서 생산된 전문의약품은 대부분 중간의 의약품 유통 경로를 거쳐 병원에 납품된다.

3. 의약품 유통 방식 및 경로

의약품유통일원화제도의 폐지로 인해 제약사와 의료 요양 기관 간의 직거래는 계속해서 감소하고 있는 추세이다. 즉 위에서 언급한 것과 같이 제약사와 요양 기관 사이에 유통 채널이 적게는 한 곳, 많게는 두세 곳에 연결되어 있는 것이 현실이라는 것이다. 유통 채널이라 함은 여기서 의약품 도매업체라고 지칭할 수 있는데 쉽게 줄여서 도매업체라고 표현하겠다. 도매업체는 크게 일반(종합) 도매업체와 간납(間納) 도매업체로 나눌 수 있다. 일반(종합) 도매업체는 주로 약국과 거래가 많은 도매업체고 간납 도매업체는 제약사와 병원 간의 의약품 거래에서 유통을 담당하는 역할을 한다. 그중 간납 도매업체의 형태를 분류하면 전납, 품목, 총판, 입찰 도매 및 CSO(contract sales organization)로 분류할 수 있는데, 좀 복잡하고 이해하기 어렵지만 병원 영업과 직접적인 관련이 있기 때문에 알고 있어야 할 용어다. 용어에 대해서 좀 더 부연설명을 하자면, 전납 도매상의 경우 일정 요양 기관에 의약품을 구매할 수 있는 권한이 있는 도매상이다. 그래서 전납 도매상을 거치지 않고서는 의약품이 납품될 수 없는 상황적인 요소가 존재한다. 품목 도매상의 경우 취급하는 의약품 수가 적기는 하지만 전납 형태를 띠는 도매상이라 설명할 수 있으며, 제약사의 영업력이 취약할 경우 제약사의 제품에 대해 유통과 함께 영업을 대행하며 수수료를 받는 총판 도매상, 그리고 의약품뿐만 아니라 진료 재료 등 병원에서 소비하는 여러 제품에 대해 한꺼번에 유통과 영업 업무를 대행하는 CSO, 마지막으로 입찰을 전문으로 하는 입찰 도매상으로 설명할 수 있다.

여기서 우리가 반드시 알아야 할 점은 바로 내가 맡고 있는 병원이 어떠한 형태의 구매 방식을 채택하고 있는가이다. 제약사와 병원 간의 거래에 있어서 어떠한 형태의 도매상이 존재하고 있고 이러한 도매상은 병원과 어떠한 구조로 이해관계가 이루어져 있는지 파악하고 살펴보아야 한다. 예를 들어, 내가 맡고 있는 병원에 전납 형태의 도매상이 중간에 껴 있는데 내가 만나고 싶은 고객(의사. 약사)만 만난다면 의약품이 채택되어 납품되기는 어렵다. 물론 시장에서 우수한 성능을 인정받고 소비자의 구매 욕구가 엄청난, 소위 말하는 독점적인 위치를 가지는 제품은 제외하고 말하는 것이다. 통상적인 의약품이고 특히 제네릭 제품이면 전납 형태의 도매상이 존재할 경우 이를 무시하고 의약품을 납품하기는 더욱 어려워진다. 실질적으로 제약회사 중에는 이러한 전납 도매 주요 의사 결정자들을 키 맨(Key man)으로 관리하는 회사도 존재하며 그만큼 그들이 병원 약물 선정에 있어 중요한 역할을 하고 있음은 분명한 사실이다.

02

업무에 대한 이해

어디서 싸울 것인가?
(내가 일하고 있는 곳의 경쟁 상황은 어떠한가?)

전략의 개념은 결국 제한된 환경 속에서 무엇을 선택하고 무엇을 버릴 것인가 하는 선택의 문제이다. 상대방과 싸우는데 우리가 가지고 있는 무기는 어떤 것이 있으며 상대방은 어떤 무기를 가지고 나올 것인지 예측하고 나는 어떠한 공격 수단과 방어 수단을 활용할 것인지에 대한 전략적인 선택이 필요하다.

어디서 싸울 것인가에 대한 질문에 자신이 영업하고 싶은 곳을 자유의지로 선택하여 정할 수 있는 영업 사원이 몇이나 되겠는가? 물론 그런 영업 환경을 선택할 수 있다면 이야기가 좀 다르게 전개될 수 있겠지만, 여기서는 일단 주어진 환경에서의 경쟁이 치열하다는 전제와 함께 영업 환경 선택에 있어 회사와 개인의 조율로 어디서 싸울지가 정해지는 일반적인 상황을 놓고 이야기해 보면 좋을 듯하다.

어디서 싸울지가 정해졌다면 그다음에는 이러한 경쟁 환경 속에서 병원 담당자는 무엇을 먼저 해야 하는지, 야생의 숲속 (경쟁 환경)에서 살아남을 수 있는 나의 무기는 무엇인지에 대한 답을 구해야 한다. 그렇게 하기 위해서 내가 일하려고 하는 곳 (야생의 숲속)의 환경 분석이 먼저 필요해 보인다. 현재 숲속에서 경쟁자는 어떠한 형태로 일하고 있는가부터 시작해서 경쟁자 대비 나의 도구와 역량은 어떠한 수준인가까지 체크해 볼 것이 많다고 판단되지만, 일단 먼저 할 일은 경쟁 환경에 초점을 맞추어서 꼭 챙겨야 하는 분석 항목을 체크하는 것이다. 이를 통해 주어진 환경을 극복하여 싸움에서 승리할 수 있는 전략적 기본기 항목을 함께 고민해 보기로 하자.

경쟁 환경 분석항목(기본 요소)

1. 병원 처방내역 분석

　일단 영업 활동 지역을 배정받았다면 가장 먼저 나의 경쟁사는 어떠한 고객을 만나 어떠한 제품으로 어떻게 처방을 이끌어내고 있는지에 대한 분석이 필요하다. 이미 회사에서 경쟁 품목에 대한 학습은 완벽히 숙지해서 현장에 투입됐을 것으로 믿고, 각자 맡고 있는 품목이나 각 과별로 맡고 있는 거래처에 대한 처방 내역 분석은 필수 과정이다.(전체 처방 내역을 확인하면 더 좋을 것이라 판단되지만 쉽지 않은 과정임에는 분명하다.) 이러한 처방 내역 분석을 하지 않고 현장에서 일한다는 것은 경쟁자의 영업 활동이 어떻게, 어느 수준에서 진행되고 있는지 파악이 안 되는 것이기 때문에 공략해야 할 대상에 대한 명확한 목표 설정 없이 숲속을 돌아다니고 직접 체험하며 리스크를 전부 떠안고 영업을 하는 환경에 노출될 가능성이 매우 높다. 내가 맡고 있는 지역에서 No.1이 되기 위해 환자 수를 폭발적으로 증가시켜 오로지 나의 제품만 처방이 되도록 할 수도 있겠지만 경쟁사를 전부 제거하고 오로지 자신의 제품으로만 도배할 수 있는 능력을 가진 영업 사원이 되기에는 굉장히 어렵다. 결국 주어진 환경 속에서 경쟁 품목을 이겨낼 방법을 고민하여 내 것으로 만들 방법을 마련할 수밖에 없는 것이다. 경쟁 품목의 영업 활동이 어떻게 되고 어느 과에서 금액이 어느 정도로 처방되는지 명확히 인지하고 목표를 설정하여 일하는 것과 아무런 분석과 목표의식 없이 숲속을 돌아다니는 것 중 어느 영업 사원이 성장하고 발전할지는 몇 개월만 지나도 명확한 차이를 볼 수 있을 것이다. 그러므로 본인이 맡은 병원에 대한 기간별, 품목별 처방 내역 분석은 필수적인 것이며 이를 근거하여 나의 목표와 나가야 할 방향을 명확히 설정해야 한다. 병원 영업이 처음이라면 이러한 기본기부터 잘 배워서 업무에 임하는 것이 좋을 것이며 인수인계 시 전 담당자나 선배들에게 병원 처방내역 분석자료를 받아 업무에 적극적으로 활용해 보는 것이 중요하다.

2. 경쟁사 거래처 방문 현황

경쟁사 방문콜 수가 왜 중요할까? 나만 열심히 하면 되는 것 아닌가? 이렇게 생각할 수도 있지만 업체중에는 가장 많이 방문하고 열심히 하는 경쟁업체가 있는 반면에 거의 방문이 뜸하고 관리가 되지 않는 경쟁사 담당자도 존재한다. 위에서 언급한 병원별 처방 내역을 분석하면 처방 금액이 나올 것이고 처방 금액과 경쟁사 방문콜 수를 대입해 보면 고객별로 분류가 가능할 것이다. 고객과 관계가 좋고 방문율이 좋은 경쟁사를 공략할 것인가? 아니면 처방 금액은 어느 정도 있지만 고객 방문율이 떨어지고 방치되고 있는 경쟁사를 공략할 것인가? 정답은 없지만 단순히 어느 곳이 좀 더 수월해 보일지는 여러분이 판단해서 선택할 수 있을 것이다.

그럼 이러한 경쟁사 활동 사항은 어디서 정보를 얻을 수 있는 것일까? 고객과의 접점에서 가장 가까운 곳에 있는 2인자 혹은 게이트키퍼(gate keeper)와 친해져야 한다. 병원에는 각 과별 간호사님이 있다. 진료 진행에 있어서 환자를 안내하고 도움을 주는 간호사님이 어느 경쟁사가 가장 방문율이 높은지 명확히 인지하고 있을 가능성이 제일 높다. 결국 병원 영업은 정보력 싸움이기 때문에 나의 아군이 얼마나 병원에 많은 수를 차지하는가에 따라 내가 쉽게 영업을 할 수 있는지 여부가 결정된다. 나의 고객과 관련된 병원의 주요 정보를 알고 있는 주변 고객 및 이해관계자에 대한 관리를 통해 명확한 데이터는 아니지만 문제를 풀 수 있는 혜안을 얻을 수 있을 것이며, 이러한 경쟁사 활동의 정보 수집을 반드시 파악해야 할 항목으로 설정해 두고 현업에 임했으면 한다.

3. 정보 파악 루트의 현실적 대안

　위에서 언급한 경쟁사 처방 내역 분석은 지난달 자료이거나 기간이 좀 지난 과거 자료일 수 있다. 그리고 병원 자체적인 처방 현황은 보안 문제 관계로 구하기가 어렵기 때문에 실시간 처방 현황을 확인할 수 있는 방안을 고민해야 하는데 의외로 쉽게 해결이 가능하다. 바로 병원에 근접한 문전 약국을 이용하는 것이다. 경쟁사의 처방 현황이나 나의 현 수준을 바로 확인할 수 있으며 이를 통해 처방 내역 분석까지 활용할 수 있는 장점이 있다. 그러므로 문전 약국 관리를 위해 방문꺼리를 제작하여 소통을 해 나갈 필요가 있다. 주 고객관리도 중요하지만 고객을 둘러싸고 있는 주변인, 즉 2인자 또는 이해관계자도 굉장히 중요한 관리 요소이며 이를 통해 좀 더 쉬운 정보파악 루트 발굴과 함께 파악된 정보를 이용한 새로운 전략 설정 및 피드백 업무 관리(전략의 점검 및 소통)가 가능하다. 일반적으로 CP 가이드라인에 벗어나지 않는 수준에서 제약사에서 나오는 주요 판촉용 선물을 활용해도 좋고 고객의 니즈를 파악해 문전 약국을 활용하는 것도 추천해 줄 만한 좋은 영업 환경 분석 방법이다.

적을 알고 나를 알아야 백전백승(百戰百勝)이기에 경쟁자를 둘러싼 병원 환경의 분석이 무엇보다 중요하다. 이미 시장에서 경쟁적 우월 항목을 갖고 있는 제약사의 분석을 통해 이를 극복할 나의 수준도 파악해야 새로운 도전의 기회와 목표가 설정될 것이기 때문에 이러한 기본적인 경쟁 환경 분석은 반드시 필요하고 계속 보완해 가야 할 요소임에 틀림없다.

03

선택지에서 이기는 방법

    선택한 장소? 주어진 업무 환경? 어느 말이 맞을지는 모르지만 나의 의지로 내가 선택한 길이므로 선택한 장소라 이야기하고 싶다. 그럼 내가 선택한 장소에서 어떻게 이길 것인가? 이에 대한 준비를 위해 우리는 이전 부분에서 경쟁 환경에 놓이게 되는 항목을 분석하였다. 외부 경쟁사 활동은 어떻게, 어떠한 식으로 하고 있는지 파악되었다면 나에 대한 분석이 후행되어야 할 것이다. 즉 외부 환경 분석이 어느 정도 되었다면 내부 환경 분석도 필요하다. 이를 위해 다음 세 가지 측면에서의 분석이 필요해 보인다. 전에는 적을 알고 나를 알면 백전백승이라는 명제 아래서 영업 환경에 놓인 경쟁 상대를 분석하였지만 지금부터는 나 자신의 강점과 약점을 분석해 봄으로써 어떻게 이길지를 알아가는 과정이다.

도구의 경쟁력 · 학습의 수준 · 회사의 지원

1. 도구의 경쟁력

주어진 영업 환경은 늘 어렵고 복잡하다. 경쟁이라는 리스크는 항시 존재하며 우리는 선택을 해야 한다. 판단이 옳을 수도 있지만 그 정반대로 기대 이하의 결과가 나올 수 있다. 수많은 도구 중에 나는 어떠한 도구를 활용하여 고객의 숨은 니즈(Needs)를 발견하고 이에 대한 접근법을 고민할 것인가? 내가 선택한 도구가 경쟁력 있는 무기인가? 즉 고객 감동의 시나리오를 엮어낼 수 있는 감동적인 무기를 갖고 있는지가 핵심인 것이다.

물론 같은 도구를 쓰더라도 어떠한 사람이 어떻게 활용하는가에 따라서 180도 다른 결과가 나올 수 있다. 하지만 개개인 간 활용 능력의 차이는 별개 문제로 놓고, 객관적인 근거를 토대로 비교하여 그것이 경쟁사를 이길 수 있는 무기인지는 점검해 보고 가야 할 중요한 사항임에는 틀림없다. 과거와 달리 제약업의 영업 환경은 규제 요인이 더욱 강화되고 있으며 이에 더해 코로나로 인한 영업 환경의 변화가 일어나 대면 접촉을 통한 고객과의 만남보다 비대면 소통 방식이 늘어나고 있는 것이 현실이다. 어떻게 보면 도구의 차별화가 더 필요하고 강력히 요구되는 상황이라고 할 수 있다.

내가 현재 가지고 있는 영업 도구에 대해 살펴보자. 세심히 살펴보고 녹슨 곳은 없는지, 비가 새는 곳은 없는지 점검해 보고 현장에 나가야 한다. 반드시 점검이 필요한 항목이다. 물론 나의 경쟁 무기의 점검도 필요하고 경쟁사의 주요 영업 활동 사항도 챙겨서 좋은 것은 내 것으로 만들려는 학습 자세도 필요하다. 나의 도구가 뒤처지는 것은 아닌지 생각하고 내가 고칠 수 있는 문제라면 스스로 답을 찾아야 한다. 하지만 내가 할 수 없는 수준이면 회사에 적극적으로 개진하여 도구의 개선을 통해 문제 해결 방법을 강구해 나가야 할 것이다. 도구는 작게는 내가 가진 넥타이와 같은 옷매무새부터 제품별 브로슈어와 판촉물 등 다양한 형태이지만 도구를 쓰는 사람의 역량에 따라 큰 차이를 보이기 때문에 이에 대한 활용법을 정리하여 내 것으로 만들어가는 과정이 중요하다. 흔히 제품 교육 시 진행하는 정형화된 양식의 제품 숙지 사항처럼 이를 내 몸에 체화시켜서 자연스러운 도구 활용이 될 수 있도록 하는 것이 필요하다. 나만의 경쟁 무기는 무엇인지 점검하고 개발하려는 노력을 게을리하지 마라.

2. 학습의 수준

앞에서도 이야기했지만 완벽히 내가 이해하고 활용할 수 있도록 내 몸에 내 것으로 만드는 작업이 중요하다. 내 것으로 만들기 위해서는 학습(學習)이 필요하며 이에 대한 계획도 끊임없이 정기적으로 진행되어야 할 것이다. 물론 회사와 마케팅 부서에서 정기적인 교육을 통해 얻는 지식도 있을 수 있지만 이는 기본기에 해당되는 것으로 기본기 학습을 능가하는 나만의 자기 주도 학습법이 필요하다. 기본기는 당연히 알아야 하는 것이고 그 외에 도구 활용법, 병원의 신약랜딩 기준, 병원의 주요 KOL 현황, 고객 유형별 관리 단계 등 학습해야 할 부분이 의외로 다양하다. 요즘은 비대면 교육을 활성화하여 지원을 하고 있기 때문에 이를 적극적으로 활용하여 내 것으로 익히는 습관이 중요하며 병원을 둘러싸고 있는 자체 시스템을 파악하는 것도 굉장히 중요하다. 이 부분에 대해서는 따로 항목을 분류해 상세히 설명하도록 할 것이며 그때 좀 더 세분화된 학습 의지를 불태워 주기 바란다.

나의 목표를 달성하기 위해 내가 알아야 하는 부분을 좀 더 자유자재로 활용하고자 하는 학습 의지는 필수 항목이며 이에 대한 노력을 게을리하면 결국 경쟁에서 순위 밖으로 밀려날 수밖에 없다. 그러므로 두 번째 항목인 학습 계획의 수립도 반드시 주도적으로 계획하여 실행하는 나만의 방식을 만들어가야 한다.

3. 회사의 지원

회사의 지원도 중요한 부분이다. 마케팅 측면에서의 지원부터 유관 부서의 업무 지원까지 영업 활동을 뒷받침해 주는 다양한 형태의 지원책을 얼마나 효율적으로 잘 활용하는가에 따라서 나의 경쟁 무기가 될 수 있다. 지금 진행되고 있는 회사의 마케팅 도구에 대한 니즈(Needs)가 있는 고객에게는 적극적으로 활용하고 다른 도구를 필요로 하는 고객의 경우 회사와 적극적으로 소통하여 다른 도구의 개발과 지원을 이끌어야 할 것이다. 회사도 직원의 성장을 최우선 목표로 두고 함께 동반 성장할 수 있도록 도울 것이기 때문에 가능하면 현장의 다양한 의견을 회사에 제시해야 한다.

정리해 보면 영업 현장에 정말 필요한 지원 방향을 이끌어낼 수 있도록 의사 개진 및 활용에 앞장서야 한다는 이야기이다. 물론 이러한 소통 과정이 개인 혼자서 주도적으로 접근하기에 어려운 부분이 있을 수 있지만 영업을 담당하고 있는 소속 부서의 팀장이나 부서장에게 의견을 개진하여 기존의 도구를 변화시키거나 개선시켜 더욱더 나의 고객에게 적합한 활용 도구가 될 수 있도록 해야 한다. 이를 통해 현장의 목소리와 고객의 실질적인 니즈(Needs)가 반영된 고객 맞춤식 마케팅 도구가 만들어질 수 있을 것이며 다양화되고 세분화되어 가는 고객의 변화에 능동적으로 대처해 나갈 수 있을 것이다.

고객이 답이다. 고객이 원하는 답을 찾을 수만 있다면 결국 제품의 판매는 뒤따라오는 것이다. 나의 경쟁력 있는 무기 개발을 위해 끊임없이 소통하고 해결할 수 있는 대안 및 전략을 고민하여 실행하자.

PART 02

병원 영업의 기본기와 고객관리 방법

04

병원 시스템의 이해

어떻게 시스템화할 것인가? 이 질문에 답하기 위해서는 우선 자신이 어떠한 환경에 속해 있고 이 환경의 시스템은 어떠한가를 파악해야 한다. 병원의 내부 환경을 들여다보면 자체적으로 운영하는 원칙과 기준이 설정되어 있다는 것을 알 수 있는데 전반적으로 시스템에 맞춰 움직이게 만들어 놓았다. 주어진 병원 시스템 안에서 일이 진행되는 방식을 인지하지 못하고서는 어떻게 시스템화할 것인가라는 질문에 답할 수 없는 것이다. 내가 시스템을 만들고 일을 처리하는 문제가 아닌 내가 제도권 안에 들어가서 시스템을 어떻게 활용하여 어떠한 결과를 만들어낼 것인가 하는 문제이기 때문에 이러한 시스템의 원칙과 기준의 파악이 무엇보다 중요하다. 그렇기 때문에 지금부터는 병원 영업을 하려고 하는 담당자의 기본적인 업무 파악 요소인 병원 시스템의 이해 및 절차에 대해서 상세히 이야기해 보고자 한다.

의약품 구매 방식

결국 제약 회사 영업 사원 입장에서는 자신이 속해 있는 회사의 제품이 담당 병원에서 가장 많이 처방되도록 노력하는 것이 제일 중요한 과제일 것이다. 환자들이 병원에 방문할 경우 원내 구매 약품 품목에 외래 처방까지 함께 하도록 할 것인지 아니면 원내 구매 약품 품목에는 없더라도 외래 처방 코드를 만들어 처방이 되도록 할 것인지도 고민해야 하는 것이다. 여기서는 일단 병원의 의약품 구매 방식의 이해를 돕기 위해 원내에 산입되어 원내외 환자들에게 처방되는 프로세스를 설명하고 이를 통해 어떻게 자신의 제품이 병원에 처방될 수 있도록 할 것인지를 배우도록 하겠다.

1. 병원 의약품 구매 방식

앞서 의약품 시장 전반의 이해를 위해 간략히 언급하였듯이 병원 의약품 구매 방식은 거래 방식의 공개경쟁 여부에 따라 크게 수의계약 방식과 입찰계약 방식으로 분류한다.

■ 수의계약

수의계약이란 매매, 대차, 도급 등을 계약할 때 경매, 입찰 등의 방법에 의하지 않고 적당한 상대방을 임의로 선택하여 맺는 계약을 이르는 말로 경쟁계약에 대립되는 개념이다. 국가의 계약은 일반경쟁계약을 원칙으로 하나 경쟁에 붙이는 것이 부적당하다고 인정될 경우나 계약의 성질이나 목적이 경쟁에 어울리지 않는 경우, 경쟁이 성립되지 않는 경우, 가격이 낮은 경우 등 특수한 사정으로 인해 수의계약을 하지 않으면 안 되는 경우에 한해 수의계약을 인정하고 있다.

수의계약으로 진행할 경우 경쟁하는 상대방이 없어 공정성이 떨어지기 때문에 계약과 관련하여 비리가 발생할 소지가 많고, 공공 기관이 수의계약을 진행할 경우 특혜 시비가 발생할 수 있다. 수의계약과 관련한 양식으로는 수의계약 동의서, 수의계약 견적서, 수의계약 요청 사유서, 수의계약 통지서 등이 있다.

(출처 : 네이버 지식백과 – 수의계약 [隨意], 예스폼 서식사전, 201③

■ 입찰계약

일의 도급이나 물건의 매매에서 다수 희망자를 경쟁시켜 시행청 또는 소유청에게 가장 유리한 내용을 제시하는 사람을 고르게 하는 제도로, 일정한 절차에 따라 희망자들이 서면으로 내용을 표시하고 타인이 볼 수 없도록 봉인해서 입찰시행청에 제시하여 그 즉석에서 공개 개봉하는 과정이다. 또한 우편입찰과 전자입찰도 있는데, 전자입찰은 직접 입찰 장소에 방문하여 입찰 서류를 제출할 필요 없이 인터넷을 통해 물품 조달 또는 시설공사입찰에 참여할 수 있는 입찰 방식을 말한다.

이와 같은 입찰에 의한 국가·공공단체·정부 투자 기관 등의 계약은 전국민에게 기회 균등·공정성·경제성 등을 확보하게 하기 위하여 <예산회계법>에서 일반경쟁계약을 원칙으로 하고 있으나, 경쟁 참가자 자격의 적부는 계약의 성립과 성립된 계약의 적정한 이행에 중대한 영향이 미치므로 공정성을 해하지 않는 한도에서 일정한 기준을 정하여 경쟁 참가자의 자격을 제한하는 경우도 있다.

① 일반경쟁 입찰계약

일반경쟁 입찰계약은 관보·신문·게시 등의 방법에 의한 공고에 따라 일정한 자격을 가진 불특정 다수의 희망자를 경쟁에 참가하도록 하여 그중에서 국가·공공단체 등에 가장 유리한 조건을 제시한 자를 선정하여 계약을 체결하는 방법이다. 국가 또는 공공단체·정부 투자 기관 등의 경쟁계약은 모두 입찰 방법에 의하도록 하고 있으나 예외로서 특히 필요한 경우에 한하여 경매 방법을 인정하고 있다.

② 제한경쟁 입찰계약

계약의 목적·성질 등에 비추어 필요하다고 인정될 때는 참가자의 자격을 제한할 수 있도록 하는 근거 규정이 <예산회계법>에 마련되었고, 1977년 4월 이후 <예산회계법시행령>과 <계약사무처리규칙>에 그 구체적인 절차 규정이 마련됨으로써 시행되고 있는 제도이다. 이 제도는 일반경쟁 입찰계약의 단점과 지명경쟁 입찰계약의 단점을 각각 보완하고 장점을 취하여 만든 두 제도의 중간적 위치에 있는 제도라고 볼 수 있다.

제한 경쟁에 붙일 수 있는 공사에 대해서는 <예산회계법시

행령>과 <계약사무처리규칙>에 자세히 열거되어 있다. 이와 같은 공사를 모두 제한경쟁에 붙여야 하는 것이 아니라 붙일 수 있다는 것이다.

③ 지명경쟁 입찰계약

지명경쟁 입찰계약은 계약 담당 공무원이 자력·신용 등에서 적당하다고 인정하는 특정 다수의 경쟁 참가자를 지명하여 입찰 방법에 의하여 낙찰자를 결정한 뒤 낙찰자와 계약을 체결하는 방법이다. 국가·공공단체 등의 계약은 일반경쟁계약을 원칙으로 하고 있으나 모든 계약이 이 원칙에 의하여 집행되면 오히려 불편하거나 불리한 경우가 있으므로 예외적인 방법에 의해 탄력적인 운용을 할 수 있게 한 것이다.

입찰 방법에 의하여 경쟁에 붙이고자 할 때는 그 입찰 기일 또는 개찰 기일(우편입찰을 할 수 있는 경우에 한함) 전날부터 기산(起算)하여 적어도 10일 전에 원칙적으로 관보·일간신문 등 기타의 방법으로 공고해야 한다. 다만, 공사입찰의 경우에는 <예산회계법시행령>의 규정에 의해 현장 설명일 전날부터 기산하여 적어도 7일 전에 공고해야 한다.

그러나 긴급을 요하는 경우에는 이 기간을 5일까지로 단축할 수 있다. 또, 재공고 입찰의 경우에도 그 기간을 5일까지 단축할 수 있도록 되어 있다.

입찰 공고 시 열거할 사항은 ① 경쟁입찰에 붙이는 사항(공동 도급 입찰의 경우에는 공동 도급에 관한 사항), ② 경쟁 집행의 장소와 일시(우편입찰 허용 여부와 입찰 및 개찰에 관한 장소와 일시 등이 명백해야 함), ③ 현장 설명의 장소 · 일시 및 참가 자격(공사입찰의 경우에 한함), ④ 경쟁입찰 참가자의 자격, ⑤ 입찰 보증금과 이의 시행청 귀속에 관한 사항, ⑥ 계약 조항을 공시하는 장소, ⑦ 입찰 무효에 관한 사항, ⑧ 기타 필요한 사항(입찰 신청 마감 · 입찰 신청 서류 등)으로 되어 있다.

입찰이란 공고에 의하여 국가 · 공공단체 · 정부 투자 기관 등에 대한 계약 상대자가 될 것을 희망하는 자가 그 희망하는 조건을 제시하는 것을 말한다. 입찰은 관계법에 따라 시행되고 있으나 공익 기관이나 사기업체 · 개인의 경우도 이를 임의로 준용하는 경우가 많다.

(출처: 네이버 지식백과 – 입찰 [入札], 한국민족문화대백과, 한국학중앙연구원)

2. 병원 의약품 구매 방식 변화

앞에서 이야기한 구매 방식의 변화 즉 사립병원의 구매 방식 변화는 주로 대학 병원급에서 이루어지고 있는데 이를 알기 쉽게 설명한 기사가 있어 내용을 넣어 보았다.

교육부, 대학병원 직영 도매업체 조사··· '수의계약' 타깃
사립학교 법령 의거 집중적으로 살필 방침··· 의약품유통협회 '예의주시'

출처 : 데일리메디

[데일리메디 박정연 기자] 교육부가 부속병원을 가진 사립대학교를 대상으로 의약품 납품업체 거래실태 조사에 나선 가운데 사학기관법령에 의거한 '정당한 수의계약' 여부를 중점적으로 살필 계획임이 확인됐다.

그간 위법사항을 찾을 수 없었던 약사법이 아닌, 다른 관련 법령을 통해 새로운 제재근거를 찾을 수 있을지 업계 관심이 집중되고 있다.

4일 교육부 관계자에 따르면 최근 교육부는 국내 36개 사립대학교에 공문을 보내 2016~2019년 사이 부속병원 약품 납품업체 계약체결을 지난달 30일까지 제출하라고 협조 요청했다.

제출 대상은 학교법인이 출자한 회사와의 수의계약과 입찰을 통한 계약 내역이다. 부가세를 포함해 건당 2,200만 원을 초과하는 모든 거래 건에 대한 총 계약금액을 명시할 것을 요구했다. 학교법인이 '0.0001%'라도 출자한 회사라면 모두 대상이 된다.

교육부 관계자는 "취합된 자료에서 중점적으로 살필 것은 관련 법령이 규제하는 수의계약 가능 요건을 충족했는지의 여부"라고 설명했다.···

사립병원 의약품 구매 형태 변화 뉴스

이 기사의 핵심은 사립병원 중 대학 병원을 갖고 있는 상급 종합병원의 경우 입찰계약 방식을 선택하는 경우가 많아지고 있다는 것이다. 그 이유는 국가계약법상 수의계약의 규모가 2,000만 원을 넘지 못하도록 법으로 규제하고 있어 병원들도 점차 수의계약 규모를 줄여가고 있기 때문이다. 그럼 이러한 문제가 왜 발생하는가? 사립병원에 대해서 왜 의약품을 입찰 계약 방식으로 전환시키는 작업을 요구하는 것일까? 결국 의약품도 물품을 구매하는 것이고 국가의 예산이 지원되고 있는 부분이기 때문에 기사에서도 언급했듯이 '국가를 당사로 하는 계약에 관한 법률(국계 법)'을 준수해야 한다. 국가의 예산이 지원되는 만큼 예산의 집행에 있어 좀 더 공정하고 투명하게 예산을 사용해야 하는 의무가 있는 것이며 이를 뒷받침해 줄 수 있는 구매 방식으로 입찰계약 방식을 사용하는 것이다. 물론 수의계약 방식이 나쁜 것만은 아니다. 여러 가지 좋은 점이 많이 있으나 규모가 큰 공급 계약은 반드시 입찰을 통해서 공정성을 확보하도록 국가에서 지침을 세워놓고 있다.

"삼성서울병원, 20년 넘게 입찰 없이 계열사 일감 몰아주기 해도 감독 無"

[2020국감] 지난해 1,412억 중 131억 입찰… 이마저도 모두 계열사에 낙찰

삼성서울병원이 공정거래법은 물론 지방계약법, 사립학교법, 공익법인설립법 등을 위반했다는 의혹이 제기됐다.

20일 국회 보건복지위원회 더불어민주당 고영인 의원(안산단원갑)은 보건복지부, 삼성서울병원 등에 제출받은 국정감사 자료를 분석해 "그동안 계열사 일감 몰아주기 의혹이 제기됐던 대부분이 실제 입찰 없이 계열사로 돌아가는 것으로 확인했다"고 밝혔다.

삼성서울병원이 외주용역비 계열사 일감 몰아주기 의혹과 관련된 자료에 따르면, 삼성생명 548억 원, 웰스토리 291억 원, 에스원 287억 원, SDS 241억 원 등 2019년 총 1,412억 원의 계열사 거래가 이뤄졌다.

회사명	2018년 (억원)	2019년 (억원)	입찰 여부	비고
삼성생명보험	453	540	X	특정인의 재산 임차로 입찰불가
삼성웰스토리	269	278	X	병원 내 환자식은 환자 치료와 연계되어 개원 시부터 웰스토리가 계속 담당해 2019년 278억 원은 모두 수의계약한 삼성웰스토리 금액임. 다만 본 건은 아니지만 2018년 3월 조성된 일원캠퍼스 내 신규식당에 대해 6억 규모 선정(풀무원)
삼성 에스디에스	211	238	△	기간시스템은 환자정보, 처방정보의 보안, 안전을 위해 SDS가 개원 시부터 담당. 기간시스템과 연계가 떨어지는 부분 50억 원(통합 기상서버구축 2억, 홈페이지 솔루션 구축 3억, 네트워크 비품 및 서버구입 18억, PC 등 구입 27억) 50억 규모입찰 시행했으나 모두 SDS에 낙찰

에스원	112	234	△	전력, 수도, 가스, 공조 등 기간설비 운영상의 안전을 위해 개원 시부터 에스원이 담당. 일원역빌딩 행정교수동 조성 105억, 암병원 공간조성 4억 등 입찰 진행했으나 모두 에스원에 낙찰. 그 외 시설관리비 중 UPS, 무균병실 등 5억, 비진료시설 수선 36억, 연구 GMP시설, 교수실. 의무기록실. 수납창구 이전공사 등 34억 등 총 75억은 일반 업체에 입찰하여 낙찰됨
삼성중공업	90	–	X	18년 일원역빌딩 교육시설 공사, 당시 일원역 빌딩을 삼성중공업에서 시공 중에 있어 공사 효율 및 관리 측면을 감안하여 당초 건설회사로 지정
삼성물산	53	6	X	18년 원자력시설(양성자기기) 상층부 추가공사, 방사선 유출위험 등 특수성으로 인해 당초 건설회사로 지정
삼우종합건축사무소	7	7	△	개원 시부터 건물 설계 및 병원 특수성에 대한 이력을 잘 알고 있는 삼우로 수의계약, 19년 126억 리모델링설계 계약은 입찰시행했으나 삼우에 낙찰

수의계약의 폐단 예시 뉴스

이 기사는 인터넷 뉴스인 메디게이트에 나온 20년 10월 20일 자 뉴스로 수의계약의 리스크 요인을 잘 말해 주는 기사 같아서 넣어 보았다. 삼성의료원에 관계되는 계열사의 수의계약을 통해 절차의 공정성 측면과 투명한 회계 처리 측면에서 사회적 비용이 증대되었다고 말할 수 있다.

여기서 가장 중요한 것은 국가의 지원을 받는 사립병원의 경우 입찰계약 방식의 의약품 구매가 점차 강화되는 추세이고 실제로 많은 사립대학병원들이 기존의 계약 방식에 변경을 주어 입찰계약 방식을 채택하여 의약품을 구매하고 있다는 것이다.

3. 의약품 구매 계약 방식의 정리

■ 수의계약

　수의계약 방식은 구매하려고 하는 병원, 그리고 의약품을 납품하려고 하는 당사자의 조건의 합이 맞을 경우 계약이 성립된다고 할 수 있다. 서로 의약품을 어느 정도 할인해서 구매하고 싶은지와 어느 정도 할인을 해서 납품할 수 있는지에 대해 대개 견적 금액을 제출하여 병원 측에서 검토 후 일부 조정을 하거나 견적 금액을 받아들여 계약을 성립하게 만든다. 수의계약은 절차의 준비 및 진행이 입찰계약에 비하여 다소 간소하고 구매자와 공급자 간의 합이 맞으면 언제든지 성립할 수 있는 장점이 있어 소규모 의약품 구매에 많이 사용되고 있는 의약품 계약 방식이다.

■ 입찰계약

　주로 국공립 병원에서 의약품을 구매할 경우 사용하는 방식으로 일정한 기간 동안에 병원 원내에서 사용할 금액을 약품의 특성에 따라 분류하여 납품이 가능한 곳을 경쟁시켜 선정하는 방식이다. 결국 방식의 문제이긴 하나 입찰 구매 방식을 통해서 병원은 의약품 구매 단가를 좀 더 저렴한 금액으로 낮출 수 있는 측면이 있고 법률에 근거한 구매 방식을 채택함으로써 구매 절차의 공정성을 확보할 수 있는 이점도 있다.

　이러한 구매 방식의 기본적인 이해를 통해 내가 맡고 있는 병원의 구조적인 특징을 잘 이해하고 회사가 생산하고 있는 제품이 어떠한 루트를 통해 어떻게 납품이 되고 있는지 명확히 살핀 후, 이를 근거로 하여 다음에 내가 할 일이 무엇인지 생각하고 접근해야 할 것이다. 계약 방식의 두 가지 유형을 꼭 숙지하고 병원 영업에 임하였으면 한다.

의약품 상정 절차

앞에서 언급한 구매 계약 방식을 알았다면 이제는 병원별로 의약품 상정 절차를 알아야 할 것 같다. 각 병원별로 기준과 절차가 각자 다르기는 하지만 수의계약 방식과 입찰계약 방식으로 분류하는 것은 구매 방식의 차이일 뿐 결국 의약품을 사용하겠다라고 결정 나기 전까지의 프로세스를 이야기하고 싶은 것이다.

병원별로 의약품 사용을 심의하는 기구를 보통 약사심의위원회(Drug Committee)라 지칭한다. 본인이 맡고 있는 병원에는 이미 기존 선배나 동료가 약사위원회의 심의를 통과시켜 놓은 약물이 있을 것이고 이미 원활한 처방이 이루어지는 것으로 인수인계 받았을 것이다. 하지만 아쉽게도 회사에서는 기대하고 있으나 통과시키지 못한 신제품부터 새로 출시 예정인 제품까지 많은 도전이 필요할 것이다. 여기서는 내가 주도적으로 이끌어야 하는 의약품 상정 프로세스를 이해하고 어떠한 구조로 절차가 진행되는지 논의해 보도록 하자.

1. 병원 DC 프로세스

먼저 DC위원회의 프로세스와 진행은 병원마다 약간 상이할 수 있지만 전체적인 큰 틀에서 이해하고 각 과정별로 반드시 체크해야 할 부분을 명확히 인지하여 실행에 옮기도록 해야 할 것이다.

■ 상정 단계

• 1단계 : 신약 추천 작업

병원에 신약으로 올려야 할 품목을 분석해 어느 과의 어느 의사(Dr.)를 통해서 신약을 추천받을지 정해야 한다. 이때 신약 추천을 받으려고 하는 약물이 적응증을 갖고 있어 해당 과에서 신약 추천을 해 줄 수 있는지 확인하는 작업이 선행되어야 하며 신약이 통과된 이후에도 적극적인 사용 의사가 있는지 확인 후 신약 추천 작업을 진행하여야 한다.

• 2단계 : 신약 신청서 작성 및 자료 접수

신약 신청서는 각 병원마다 고유의 양식이 있어 해당 진료과나 약제과에 문의하면 작성 양식을 구할 수 있는데 가장 중요시되는 것이 신약의 랜딩 명분과 제품의 특장점, 그리고 적응증 및 보험 인정 기준이라고 할 수 있다. 특히 주요 대학병원의 사용 현황을 기재하는 경우가 많은데 이러한 부분은 명확히 사실대로 기재해야 한다. 허위로 기재할 경우 향후 진행될 모든 신약 품목 도입에 차질이 생길 수 있으므로 사실에 기반한 신약 신청서를 작성해야 할 것이다. 신약 신청서와 함께 제출해야 하는 관련 자료는 지정 기한을 반드시 준수하여야 하며 특히 회사에서 제품 출시를 위해 준비해 놓은 DC 문헌집을 활용하여 제품의 약리 기전과 특징을 정확하게 체크하고 제품의 특장점도 다시 한번 누락된 것은 없는지 점검하여야 한다.

■ 심의 단계
• 3단계 : 심의 과정 준비 단계

심의 과정의 준비는 약제부에서 DC 심의 과정을 진행하기 위해 자료를 만드는 단계로 병원마다 형식이 다를 수 있으나 대개 유효성, 안전성, 경제성, 복용 편리성 위주로 사용 중인 약품과 비교 자료를 만든다. 이때 심의 과정에 도움이 되는 자료를 제출하는 것이 무엇보다 중요하다. 특히 경쟁품과 비교 자료를 작성하고 약품 심의 과정에서 나올 수 있는 반대의 의견을 사전에 파악하여 적절한 자료를 준비해 두어야 한다.

예시)
● 보관 및 관리, 제품 폐기 시 생길 수 있는 문제점 사전 대응
● 처방 오류, 조제 오류, 투여 오류에 대한 발생률 대책 마련

• 4단계 : 약사위원회 심의 단계

이 단계에서는 병원의 약사위원회 일정에 맞게 심의위원이 각 과에서 올라온 신약을 심의하는 일정을 진행하게 되는데 심의에 도움이 되는 자료를 약사위원회 위원에게 제공하고 신약 랜딩 명분과 샘플 제공을 통해 자사 제품의 신약 통과 명분을 다시 한번 공감시키는 작업이 매우 중요하다. 사전에 DC 위원의 정보를 파악하여 우리 회사의 약물을 반대할 요인은 없는지 점검하고 최소 중립적인 의견이 나올 수 있게끔 DC 위원 전체와 면담하여 상정 품목이 반드시 통과될 수 있도록 심의 과정에 대한 준비도 소홀함이 없이 진행해야 한다.

■ 신약 코딩 준비 단계

• 5단계 : 약사위원회 심의 결과 통보

약사위원회의 최종 심의를 통해 신약의 통과 여부를 각 진료과와 약제과에 알리고 후속적인 진행 절차를 밟아서 신약을 사용할 수 있도록 준비 과정을 진행한다. 이때 심의 결과를 사전에 파악하기 위해 지나치게 약제과나 진료과에 방문을 할 경우 오히려 마이너스가 될 수 있으므로 다 된 밥에 재 뿌리지 않도록 시기적절한 방문이 필요하다.

심의 결과가 통과되면 병원의 구매 방식 절차에 따라 수의계약으로 할지 입찰계약으로 할지가 결정되며 후속적인 업무 절차를 준비해 병원의 행정 업무를 뒷받침해 주면 된다.

• 6단계 : 코드 생성 및 사용 개시

약품 사용이 결정된 후 의사들이 처방을 낼 수 있도록 코드를 생성하고 해당 약품에 관한 약품 정보를 병원 전산망에 입력하여 대내외에 사용을 알리는 작업을 진행한다.

예시)

● **진료과** : 정기적인 신약 정보지를 통해 진료과 의사가 사용할 수 있도록 약품의 정보 자료와 성분의 약리작용, 허가 적응증 등을 기재한 자료를 전달한다.

● **외부 약국** : 원외 처방이 나올 수 있는 약품에 대한 사전 공지를 통해 신규 의약품 사용에 따른 사전 업무 준비가 될 수 있도록 알린다.

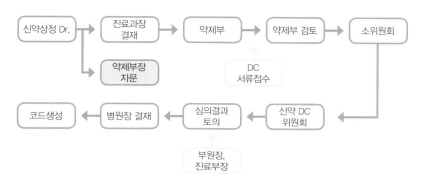

병원 DC 프로세스 흐름도

2. 신약 신청 시 업무 준비 사항

병원에서 신약신청 시 일어날 수 있는 위험의 요소를 줄이고 성공적인 신약랜딩을 만들어 가기위해 내용을 정리해 보았다. 먼저 병원에서 인식하는 신약의 개념은 현재 병원에서 사용하지 않은 약품으로 새롭게 개발되거나 환자 진료에 필요성이 부각되어 새로이 도입하고자 하는 의약품을 지칭한다. 신약과 신제품을 모두 포괄하는 의미로 사용한다는 점을 잘 이해하고 준비를 해주었으면 좋겠다.

① 기본 서류
- 신약 신청서 : 신약랜딩 명분(신청 사유) + DC 문헌집
  - 의약품 조사 자료 : 약리 작용, 특징, 적응증(효능. 효과), 용법 · 용량
  - 제품 설명 및 허가증 사본
- 국내 개발품 : 의약품 제조 품목 허가증

- 원료 수입 국내 제조 발매품 : 원료 수입 면장과 의약품 제조 품목 허가증

- 수입 완제품 : 국문 표시 포함 수입 면장

- 기타 참고 자료

- 경쟁품 비교 자료
- 기원 및 개발 경위에 관한 자료, 작용 기전 및 약리에 관한 자료
- 물리 화학적 성질에 관한 자료
- 약물 동력학(흡수, 분포, 대사, 배설)에 관한 자료
- 안전성 및 독성에 관한 자료
- 안정성에 대한 자료
- 임상 자료 : 전임상을 포함한 허가용 임상 시험 문헌 및 국내외 임상 자료

② 약사심의위원회(DC)

약사심의위원회(Drug Committee)는 각 병원에서 제약사가 신규로 사용하고자 신청한 약물을 심의하여, 원외/원내에서 약제의 사용 가능 여부를 결정하는 회의라 말할 수 있으며 대부분의 병원 약물 사용을 심의하여 결정하는 의사 결정 기구를 말한다.

■ 위원회 구성
- 교수부 : DC 위원장(부원장, 주요 교수)/DC 위원(진료과별 교수 – 내과/외과/각 진료과 보직 임명자)
- 약제부 : 약제부장/약제과장
- 기타 : 보험심사과장, 구매팀장, 전산실장 등

■ 위원회 개최 주기

개최 주기에 따라 정기DC(월/분기/반기/연 1회)와 응급DC로 구분할 수 있으며 병원의 필요에 따라 일정 조정과 개최 시기 변경은 가능하다.

■ 위원회 구성별 주요 역할
- DC 위원장 : DC 위원 임명/진행 시기 결정/통과 여부에 관한 의견 조율을 진행
- DC 위원 : 중요 과(科) 교수로 구성(위원장과의 관계가 위원 선택의 중요 사항)/약물 통과 의사결정 제안 및 심의 진행
- 약제부(과) : 신규 품목 접수/병원코드 생성 회의 시 유사 약제와의 비교를 통해 가부 결정에 대한 영향력 발휘
- 보험심사과 : 각 약물의 사용 범위 규정/급여 조건 등에 대한 병원 내 사용 원칙 결정/보험 삭감 예방 등에 대한 홍보/처방 가이드라인 홍보/사용 통제 결정
- 구매과 : 통과 약물에 대한 원내 재고 확보/입찰, 저가 구매처는 약물 견적 요청/병원 인근 문전 약국에 신규 약물에 대한 홍보 및 약물 준비
- 전산실 : 통과 약품에 대한 약제별 전산 코드 등록

의약품 심의 일정표

③ 약사심의위원회 업무 점검 포인트

아래의 내용은 일반적인 경우를 분류하여 정리하여 놓은 것으로 병원의 특성에 맞게 잘 인지하여 활용할 필요가 있다.

■ 약사위원회 명단

각 병원별로 약사위원회에 대한 운영과 규칙이 제정되어 있을 것이고 그에 따른 명단이 존재한다. 위원장은 누가 맡고 있는지와 그에 따른 위원은 어떻게 구성되고 운영되는지에 대해 정확히 파악하고 이를 업무 수첩과 같은 곳에 정리하여 머릿속에 항상 넣어 놓고 다닐 수 있도록 해야 한다. 위원장, 약국장, 간사 등의 주요 보직자는 항시 챙겨서 업무에 임해야 하며 약사위원회의 위원장은 병원장이나 진료부원장, 주요 임상과 과장이 하는 경우가 많아 이에 대한 명단 관리가 꾸준히 되어야 한다.

■ 약사심의위원회 개최 건수

이게 왜 중요하냐고 할 수 있겠지만 병원도 어쨌든 사회 구성원들이 모여서 만든 집단이기 때문에 시스템을 운영하는 보편적인 기준과 원칙이 존재한다. 이에 대한 업무 프로세스를 정확히 파악하여 언제 어느 시점에 우리 회사의 제품이 통과하도록 만드는 것이 중요한지 항상 숙지하여야 한다. 즉 정기 약사위원회 개최 시기와 시점 파악에서부터 1회 개최 시 품목을 심사할 수 있는 심의 건수 등 개최 일정에 맞는 전략적 품목 점검이 필요하다. 보통 상급 병원의 경우 상반기, 하반기 2회에 나누어 심의하는 경우가 많으며 긴급의약품의 경우 응급 약사위원회를 개최하여 심의를 통해 원내 사용을 허가하는 경우도 많이 존재한다.

■ 동일성분 의약품이 존재하는 경우

동일성분 의약품이 원내에 존재할 경우 원칙적으로는 심의 불가 대상이다. 하지만 추가 심의 가능 품목을 병원별로 가이드라인에 맞추어 설정해 놓은 경우가 많기 때문에 이에 대한 규정을 사전에 파악하여 경쟁사들보다 먼저 신약랜딩을 진행할 필요가 있다.

> 예시)
> ● 오리지널 제품의 특허가 풀리면 신약상정 가능. 단, 주 처방과에서 신약상정을 진행하여야 하며 1+1 규정 준수 (여기서 '1'은 오리지널 의약품, '+1'은 제네릭 제품 한 품목 가능)

■ 다처방 의약품의 경우

처방 금액이 일정 금액을 넘어갈 때나 약제비가 일정 수준 이상일 때 신약 심의 조건에 해당되는 경우가 있다. 이러한 경우는 대개 다빈도 처방 의약품인 경우가 많으며 제네릭 출시와 함께 경쟁적으로 DC에 추천받기 위해 준비하는 제약사가 많으니 사전에 철저한 준비가 필요할 것이다.

■ 복합제 의약품의 경우

복합제 의약품의 경우 병원별로 조건을 까다롭게 해 신약 신청 시 반드시 주의해야 할 항목이 있다. 예를 들어, 반드시 복합제 의약품이 더 저렴해야 한다든지 아니면 원내 동일성분 의약품이 최소 10,000T 이상 처방이 진행되고 있다든지 병원마다 복합제 신약 신청에 대한 규정이 별도로 존재한다. 이에 대해 사전에 파악하여 본인이 랜딩시키려고 하는 품목에 결격사유가 없는지 체크해야 할 것이며, 만약에 병원 규정에 맞지 않는다면 어떻게 예외 규정이나 자문을 통해 반대를 극복할 것인지를 고민해서 업무를 진행해야 할 것이다.

> **예시1)** 비급여 약제품도 급여 약품의 신규 도입 신청 절차와 동일하게 신청 가능
>
> **예시2)** 신청 가능하고 약제부 공감되면 입성 가능. 특히 비타민제는 약제부 의견 높음

■ 일반의약품이거나 비급여 의약품의 경우

대개 일반의약품이거나 비급여 의약품의 경우 심의 대상에서 논의할 수 없도록 상정조차 못하게 막는 병원도 있다. 단 진료과에서 필요로 하거나 환자가 구하기 힘든 의약품일 경우는 예외로 적용해 줄 때가 있기 때문에 기존 품목 중 이러한 의약품이 있는지 사전 조사를 통해 방향성을 잡아가야 한다. 약제부에 사전 자문을 하여 의약품 상정 전략을 고민해서 설정하는 것이 매우 중요한 경우라 할 수 있다.

이상 약사심의위원회의 일반적인 심의 기준을 살펴보았다. 그러나 이것은 기초적인 항목일 뿐이고 병원별 세부 규정은 훨씬 복잡하고 외부에 잘 노출시키려 하지 않을 수 있으므로 지속적인 방문을 통해 병원 신약 심의 규정을 잘 파악하여 숙지하고 있어야 할 것이다. 보통 신약 심의 통과 비율은 60~70%로 높은 편이 아니며 심의로 부결이 날 경우 재상정의 조건이 까다로운 경우가 많기 때문에 철저한 사전 준비를 토대로 완벽한 신약랜딩 프로세스를 이끌어 나갈 필요가 있다.

④ 기타 DC 약사위원회 병원별 예시 규정
■ 신청 접수 방법

병원별로 접수의 방법은 다양하며 내부 결재 시스템을 이용하는 곳도 많다.

예시)

- ●약심 4주 전까지 전자 시스템으로 의사가 접수하고 마감 후에는 시스템이 닫혀 신청 불가, 닥터별 1장까지 접수 가능, 병원 양식 배포(4가지 작성), 원본 출력 및 USB 제출, 원내 전자 결재 시스템(신청 교수가 접수 → 임상과장 결재 → 약제팀장 최종 결재 → 접수 처리)

■ 신청 관련 세부 기준

- 동일성분 제한 규정 : 병원별 동일성분에 관한 규정은 각각 다르며 사전에 정해진 규정에 따라 약물을 검토하여 신청하여야 함.

예시)

- ●동일성분 약품 신약 신청은 불가함을 원칙으로 하나 아래의 경우 예외를 인정
- → 제형(주사제, 경구제, 시럽제, 외용제 등)이 다른 경우
- → 동일한 제형으로 허가 적응증이 다른 경우
- → 동일 제형이지만 용법의 장점이 인정되는 경우(서방형제제, 속방형제제) 또는 제법이나 사용법이 달라 사용상 이점이 인정되는 경우

- 특허 만료된 제네릭 제품의 원내 랜딩 방법 : 국내 제약사에 해당되는 내용일 수 있으므로 이 부분도 병원별 규정을 명확히 알고 대처해야 함.

예시1) 신약 신청 시 동일성분 기준대로 전년도 약제비 1% 이상 약제는 1+1로 랜딩 가능하나 기준 이하 제품은 단독 코드로 신약 심의에 따름(단 신약 신청 약품이 병원 기준 500병상 이상, 3개 병원 이상에서 처방되고 있는 약제만 심의 가능)

예시2) 신약 심의 시 월 처방 금액 및 처방량(5천만 원/10만T) 이상 약물에 한하여 1+1(original + generic)까지 허용, 단가 견적 제출 시 일부 품목에 한하여 구매과에서 견적 관련 심사 후 진료과와 협의하여 품목 결정하여 수의계약 진행

• 다함량/복합제 제품의 사용 기준 : 단일 제형과 다함량, 복합제 사용에 대한 병원 기준이 있으므로 이에 대한 규정을 알고 신약 심의 신청을 진행해야 성공 확률을 높일 수 있음.

예시1) 다함량 약품의 신청 원칙
→ 본원 사용 중인 단일 성분 제제와 동일 회사에서 판매하는 동일 제형, 동일성분 함량의 약품. 단, 동일 제형이더라도 복합 제제이거나 허가 적응증 또는 용법·용량이 변경된 약품(예: 서방형제제, 속효성제제, 구강붕해정 등)은 신청 가능

예시2) 동일 제품 다함량 약품인 경우 제형 추가로 DC 접수해야 하며 복합제 or 제형이 다른 경우는 같은 동일 성분 제제라 해도 신약으로 간주하기 때문에 신약으로 심의하는 것이 원칙

• 원외 처방 코드 등재에 대한 사용 기준 : 원외 처방에 대한 신청 기준을 숙지하여 전략적으로 잘 활용하여도 처방 실적 증대에 많은 도움을 줄 수 있으므로 이에 대한 원칙과 기준을 알아둘 필요가 있음.

> **예시1)** 신약 신청 시 원외 코드로 기재 신청하고 심의는 동일하게 하면 원내 코드보다 통과율이 높으나 병원 내 기준 500병상 이상, 5처 이상 처방이 되고 있는 약물만 심의 가능(원외에서 원내 코드로 전환하는 경우는 없으며 원내 코드를 생성시키려면 다시 DC를 진행해야 함)
>
> **예시2)** 주사제 등 원내 단독 사용 제제 이외 PO제는 일반적으로 원내/외 코드를 같이 진행하는 것을 원칙으로 함. 단 원외 처방 코드는 약심 이후 한 달 뒤 코드 오픈. 원내 처방 코드는 구매과 등 절차로 인해 약심 이후 2달 뒤 코드 오픈. 메인 사용과에서 요청 시(약심 서류에 기재) 원외 코드만 오픈하는 경우도 있음

■ 약물 재심의 기준 및 소모 부진/긴급 의약품

• 약물 재심의 기준 : 보통 약물심의위원회에서 심의하는 약물의 경우 각 제약사별, 품목별 신청 건수가 많기 때문에 전체 품목에 대해서 통과율이 그리 높지 않은 편. 하지만 첫 번째 신청하여 보류나 부결이 났다고 하더라도 재심의 원칙과 기준을 잘 파악해서 다시 한번 도전하는 것이 좋음. 보통 심의 결과에 따라 부결, 보류, 통과, 조건부 통과 등으로 나뉘기는 하지만 이것도 병원마다 규정이 다름.

예시1) 부결 시 1년 이후 신청 가능/부결 시 신청 교수 페널
티로 3개월 신약 불가/2회 부결 시 재심의 불가능

예시2) 약사위원회에서 상정되어 탈락된 약품의 재상정 유
예 기간은 6개월이며 두 번 이상 탈락한 품목은 특별
한 사유가 없는 한 재상정이 불가능

- 소모 부진 의약품의 처리 : 본인이 열심히 노력해서 약사
심의위원회의 결정을 받아 약물을 통과시켰다 하더라도
병원의 기준에 못 미치면 소모 부진 의약품으로 지정되어
사용 불가한 의약품으로 등재될 수 있음.

예시1) 소모 부진 품목 정리 절차
약무국에서 원내 소모 부진 품목에 대한 선별 → 약사위원회
에 보고 → 계속 사용/삭제/원외 코드 변경 등 내용 결정 →
결정된 품목은 향후 약심/입찰 진행 불가
→ 원외 : 통상 1+2~3 범위 내에서 소모 부진되더라도 약
품 정리 X
→ 원내 : 1+1 기조 아래 추가 코딩된 제네릭 매출 부진 시
코드 아웃. 품절, 생산 중단 등 이슈 발생 시 오리지널 품
목이라도 코드 아웃

예시2) 약제과에서 DC 개최 전월에 적정 재고 소모 부진 의약품 선정하여 DC 진행 시 약무위원회에 공표하고 바로 합의를 얻은 뒤에 삭제로 결정(리스트 올라가면 무조건 삭제)

예시3) 약심 시 3개월 소모량을 적어내고 6개월간 소모량이 거의 없는 원내, 원외 약제는 약제과 임의로 코드 삭제시킴. 추가 신약 신청 불가(가능은 하나 적응증 변경 등 특별한 사유로 소모량이 늘어날 경우가 아니면 약제과에서 사전 탈락시킴)

• 긴급의약품 사용 시 병원의 기준 : 긴급을 요하는 의약품의 승인은 보통 응급 약사심의위원회를 개최해 결정됨.

예시1) 긴급약품 신청 사유에 적합해야 신청이 가능함(긴급약품이라 함은 긴급하게 환자의 진료에 필요한 약품을 지칭). 긴급약품은 신약에 준하여 약사위원장과 병원장의 결재 후 사용하며 차기 약사위원회에 신약 신청을 하고 특별한 사유 없이 신약 신청서 미제출 시 사용 중지함

예시2) 원내 : 입원환자 대상 원내 미보유 의약품 긴급 구매가 가능하며 각 진료과에서 원내 미보유 의약품 긴급 사용 신청서를 원내 그룹웨어를 통해 접수. 약품의 생산 회사, 공급처, 수량 등을 조사하여 약사위원장의 결재를 받고 24시간 내에 공급

병원별 주요일정 몸에 익히기

　지금까지 전체적인 병원의 흐름에 대해 이야기하였다. 의약품 구매 방식과 이것의 변화, 병원별 의약품 상정 절차부터 신약을 신청하기 위해 어떠한 업무를 준비하고 접근해야 하는지 기술하였고 이를 통해 이론적인 지식은 쌓였다고 생각한다. 다음으로는 대표적인 병원을 예를 들어, 전체적인 일정에 따른 구매 단계를 언급하고 싶다. 먼저 일반적인 요소들을 이해한 후 개별 병원의 특수성을 알아가는 편이 좋을 듯하다.

1. 입찰계약 방식

① 서울대병원(국공립 병원 예시)

　우선 국공립 병원의 대표적인 병원인 서울대병원 의약품 구매 절차에 대해 알아볼 것이다. 서울대병원 약제부의 사이트를 참고해서 약사위원회의 업무와 이에 따른 업무 이용 절차를 정리했다. 함께 차근차근 살펴보고 숙지하도록 하자.

■ 사전 준비 항목
- 병원 연간 주요 일정 계획
- 약사심의위원회 업무 및 이용 절차

　(서울대병원 약제부 http://pharm.snuh.org/pub/cmt/introduce.do 참고)
- 선정 DC 관련 준비사항 점검

■좋은 사전 질문

• 정기 신약 심사 일정은 어떻게 되는가?

• 만약 정기 신약 심의위원회를 통과한 약물은 어떠한 구매 프로세스를 거쳐 처방까지 연결되는가?

• 내가 맡고 있는 병원의 구매 절차는 어떠하고 준비해야 할 것은 무엇인가?

■신규 도입 의약품 신청

• 도입 신청서 접수 : 각 진료과가 신규 의약품 도입 신청서를 작성하여 제출.

• 자료 준비 및 안건 작성 : 약제부 의약 정보 파트에서 준비하여 진행하며 제약사에 관련 약품에 대한 추가적인 자료와 샘플 등을 요구.

• 회의 개최 : 약사위원회를 월 1회 개최하는 것을 원칙으로 하고 각 위원들에게 알림.

• 회의록 결재 및 결과 통보 : 심의 결과에 대한 결정 사항을 회의록 작성을 통해 보관하며 약사위원회 결과를 유관 부서에 전달하고 의약품 사용 준비.

• 소위원회 기능 : 약사위원회 산하 소위원회는 약사심의위원회로부터 특정 자료 검토 의뢰가 올 경우 소위원회 위원장이 회의를 소집하여 의견을 수렴한 후 그 결과를 본 위원회에 상정하는 역할을 함. 최종 결정은 본위원회에서 이뤄짐.

- 입원환자 대상 원내 미보유 의약품 긴급 구매(응급의약품 구매) : 원내 미보유 의약품 긴급 사용 신청서를 작성하여 약사위원회에 접수시키고 약사위원장의 결재를 맡아 의약품 구매 절차 진행. 접수가 된 후 24~48시간 이내에 공급될 수 있도록 함.
- 외래환자 대상 원내 미보유 의약품 등록 신청(원외 처방 코드 등재) : 각 진료과에서 원내 미보유 의약품 긴급 사용 신청서를 작성하여 진행. 외래환자는 특정 사유가 없는 경우 원외 처방 등록을 우선으로 함.
- 선정 관련 업무 : 약사위원회가 원내에서 사용 중인 모든 약품에 대하여 연 1회 입찰 대상 제조 회사를 선정하는 시기에 맞추어 해당 제품의 약품 공급 여부, 보험 등재 여부, 보험 수가, 최근 3년간 생산 실적 등을 확인하고 사이트에 자료를 입력해야 함. 이때 기타 제반되는 자료를 요구할 수도 있으니 약제부에서 걸려오는 전화를 놓치지 말고 잘 받아야 함.

약사위원회의 업무 및 이용 절차를 소개하여 각 진료과에 도움을 드리겠습니다.

서울대학교병원에서는 정관 제 27조 규정에 의하여 약사(藥事)의 적정을 기하기 위해 약사위원회를 운영하고 있습니다. 여기서는 약사위원회의 업무 및 이용 절차를 홍보함으로써 각 진료과에 도움을 드리고자 합니다.

출처 : 서울대학교병원 약제부

신규 도입 약품 신청

도입 신청서 접수

- 원내에 새로이 약품을 도입하기를 희망하는 경우는 각 진료과에서 '신규 의약품 도입 신청서' (원내 그룹웨어)를 작성하여 전산 내부결재를 통해 약사위원회에 접수합니다.

자료 준비 및 안건 작성

- 의약정보파트에서는 신청된 약품의 보험 등재 여부, FDA 또는 식약처 공인 약품 여부 등을 확인하고 신청서 상의 미비사항이 없으면 약사위원장의 결재를 받습니다. 약사위원회에서 신속하게 신규 도입 여부를 검토할 수 있도록 제약회사에 약품에 관한 충분한 자료를 내도록 요청하고 약품 sample도 제출하도록 합니다.

- 신청 약품에 대하여 약품의 특징, 기존 원내에서 사용 중인 동효능 약품과의 장단점을 비교하는 등 의약품 조사자료를 준비하고 안건을 작성합니다. 안건록은 보관용으로 출력하여 의약정보파트에 보관합니다.

회의 개최

- 회의는 특별한 이유가 없는 한 월 1회 개최합니다. 각 위원들에게 회의 한달 전, 1주 전과 당일에 전화로 참석 여부를 재확인하고 회의를 개최합니다.

회의록 결재 및 결과 통보

- 회의에서의 결정 사항을 회의록으로 작성하여 약제부장, 위원 중 1인, 위원장 및 원장의 전자결재 완료 후 업무를 수행하며, 보관용으로 출력하여 의약정보파트에 보관합니다. 약사위원회 결과는 신청과(신청교수), 보험심사팀, 통합물류부, 인근약국에 공문 또는 mail로 알림하여 신규 도입이 결정된 약품이 신속하게 사용될 수 있도록 합니다. 약사위원회 결과에 대한 재심의 신청 또는 문의에 대한 회신이 있으면 차기 위원회에 안건으로 상정합니다. 약사위원회 결과는 다음 달 약제부 Newsletter에 게재하며, 원내약가신설이 완료되어 약품 사용이 시작되기 전에 신청 교수, 약제부 각 파트에 신약정보를 제공하고, 약제부내 게시판 및 원내 그룹웨어 게시판에 게시합니다. 또한 약사위원회 결과를 요약하여 원외 인근약국에 E—mail로 통보함으로써 약품을 구비하도록 하고 있으며 통보 2주 후부터는 원외처방이 가능합니다.

서울대병원 약사위원회 주요 내용 (출처 : 서울대학교병원 약제부 홈페이지)

■ 서울대병원 연간 주요 일정

　사전에 언급한 내용을 바탕으로 하여 약사위원회에서는 매월 약품 도입에 대한 심의를 하고 심의 결과에 따라 원내 사입 물품은 규정대로 입찰 공고를 띄워 사용이 가능하도록 준비를 할 것이고 외래 환자를 대상으로 하는 의약품의 경우 별도의 구매 절차 없이 외래 환자용 처방 코드를 병원 전산망에 등재하여 처방 가능하도록 처리할 것이다. 이와 같은 흐름을 이해하고 보면 구매 시기와 규모에 따라 정기 입찰과 수시 입찰로 나눌 수 있다. 정기 입찰의 경우는 매년 선정 작업을 통하여 의약품 구매를 하는 개념으로 알고 있으면 좋을 것이고, 이를 제외하고 월별 신약위원회에서 통과된 의약품 구매에 대한 입찰을 수시 입찰로 이해하면 좋을 것 같다. 아래의 표는 정기 입찰을 기준으로 하여 일정을 정리해 놓은 것이니 참고해 주었으면 한다.

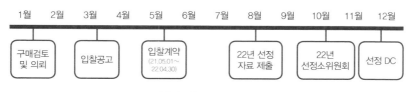

서울대병원 구매 관련 일정표

　표만 보면 무엇을 해야 할지 다소 애매할 수 있지만 입찰 병원을 담당하고 있는 담당자라면 정확히 이해하고 있을 것이다. 입찰은 사전 준비가 모든 것이다. 어떻게 준비해 나가느냐에 따라 결과는 천차만별이다. 즉 위기와 기회가 공존하는 병원이 입찰 병원인 것이다. 어떠한 경쟁자의 위기가 곧 나에게는 기회가 될 수 있기에 계획성 있는 준비만이 그 기회를 쟁취할 최상의 전략이라 생각한다. 서울대병원 정기 입찰 공고서를 보고 그다음 일정별 해야 할 일을 정리해 보도록 하자.

■ 21년 서울대병원 입찰 공고 내역

전 자 입 찰 공 고

1. **수요기관** : 서울대학교병원, 서울대학교치과병원, 서울대학교병원 강남센터
2. **입찰에 부치는 사항**

공고번호	건명	입찰 참가자격	입찰등록 마감일시 및 장소	응찰일시	개찰일시
2021- 0288	[의약품] Hydromor – phone 2mg 외 2,166건	제한없음	2021년 03 월04일 (목) 17:00 까지 당사 구매본 부	2021년 03 월03일 (수) 12:00 ~ 2021년 03 월05일 (금) 12:00	2021년 03 월05일 (금) 13:00 이후
2021- 0289	[의약품] 아시클로버 외 26건	중/소기업			

3. **계약방법** : 일반/제한경쟁입찰(그룹별 단가총액제)
4. **낙찰방법** : 적격심사낙찰제
5. **낙찰자 및 예정가격** :

① 낙찰자의 결정은 국가를 당사자로 하는 계약에 관한 법률 시행령 제42조 제1항, 기획재정부 예규 및 조달청 물품구매적격심사 세부기준에 의하여 낙찰하한율 (공고번호 2021-0288 : 80.495%, 공고번호 2021-0289 : 84.245%) 이상으로 최저가격 입찰한 자의 순으로 적격심사하여 종합평점이 85점 이상인 자를 낙찰자로 결정함.

※ 조달청 물품구매적격심사 세부기준 숙지 요망

② 동일가격 등의 입찰인 경우의 낙찰자 결정은 국가를 당사자로 하는 계약에 관한 법률 시행령 제47조 제1항 2호에 따라 계약이행능력 및 일자리창출 실적 등 심사결과 최고점수인 자를 낙찰자로 결정하되, 계약이행능력 및 일자리 창출 실적 등 심사결과도 동일한 때에는 추첨에 의하여 낙찰자를 결정함.

③ 예정가격은 단일예가로 적용됨.

6. 개찰장소 : 계약담당 개인용 컴퓨터(PC)

7. 입찰보증금 :

① 입찰단가를 참고수량으로 곱한 입찰금액에서 100분의 5의 입찰보증금(현금, 보증보험증권)을 등록 시 납부하여야 한다.

② 부정당업자 제재를 받아 나라장터에서 부정당업자로 등록·확인된 자로서 제재기간 종료일이 입찰공고일로부터 최근 2년 이내인 경우, 입찰단가를 예정수량으로 곱한 입찰금액에서 ①에서 ④와 같이 입찰보증금(현금, 보증보험증권등)을 등록 시 납부하여야 한다.

① 총 제재기간이 6개월 미만 : 입찰금액의 100분의 10

② 총 제재기간이 6개월 이상 ～ 1년 미만 : 입찰금액의 100분의 15

③ 총 제제기간이 1년 이상 ～ 2년 미만 : 입찰금액의 100분의 20

④ 총 제제기간이 2년 이상 : 입찰금액의 100분의 25

(※ 보증보험증권의 보험기간은 초일을 입찰서 제출마감일 이전으로 하고, 만료일을 입찰서 제출마감일 다음날부터 30일 이후이며, 보증금 미달 시 자격상실되므로 충분한 보증금을 납부, 피보험자는 ㈜이지메디컴으로 하여야 하고, 서울보증보험에서 증권을 발급 받을 경우 발급절차는 종전과 동일하나 증권원본은 전자적으로 ㈜이지메디컴에 자동송부되므로 제출하지 않아도 됨. 낙찰일로부터 7일 이내에 계약을 체결하지 않으면 보증금은 당사에 귀속됨.)

21년 서울대병원 입찰 공고문

공고문을 보면 입찰의 계약 방법과 연간 의약품 사용 규모, 낙찰 방법 등이 상세히 기술되어 있다. 일반/제한경쟁으로 그룹별 단가 총액제 입찰이며, 낙찰자의 선정은 적격심사제를 통한 선정 방식을 채택하고 있다. 제약사의 입장에서는 일단 공고가 되었다면 입찰의 결과는 거의 예측할 수 없을 상황으로 빠지기 쉬워서 기다리는 것밖에 별다른 할 일이 없다. 그만큼 사전 준비가 매우 중요하다는 뜻이며 사후 경합 품목의 계약 측면에서 낙찰 도매와 협상의 여지는 있겠지만 거의 '을'의 관계로 진행되는 협상이 많아 큰 기대는 안하는 것이 좋다.

입찰이 공고되고 21년 최종 낙찰 업체가 선정되었다면 남은 것은 의약품 계약뿐이다. 입찰 리스트에 등재된 회사 제품 중 단수 지정 품목에 대해서는 회사 내규에 맞는 유통 할인을 진행하면 될 것이고 경합으로 진행된 입찰 품목에 대해서는 자사 제품의 우위점을 소통해 선택받는 협상 작업이 필요하다. 이 과정을 마치고 나면 입찰은 마무리되는 것이고 내년 입찰을 위한 준비를 해야하는 것이다.

■ 22년 서울대병원 주요 업무 일정

• 선정 자료 제출

21년 7월 정도에서 8월 사이에 서울대병원 약제부에서 각 제약 회사 담당자들에게 메일이나 전화가 갈 것이다. 우리 회사가 생산하고 있는 제품의 약품 공급 여부, 보험 등재 여부, 보험 수가, 최근 3년간 생산 실적 등에 대해 확인하고 사이트에 자료를 입력해야 하며 기타 제반되는 자료 요구 사항에도 적극적으로 협조해야 한다. 자료 입력 누락 시 의약품 선정 리스트에도 못 올라가 검토 대상이 안 될 수 있기 때문이다.

2021년도 사용 예정 의약품 선정자료 입력 요청

서울대학교병원 약제부입니다.

올해도 전년도와 같이 선정업무를 진행하고자 합니다.

출처 : 서울대학교병원 약제부

약제부 홈페이지에 판매회사별로 서울대학교병원에서 사용하는 약품 중 공급 가능한 약품의 자료를 전년도와 동일한 방법으로 입력합니다.

'약사위원회 자료입력' 화면 〉 판매회사별 ID로 로그인 〉 자료입력
각 회사의 ID와 PW는 서울대학교병원 약제부 의약정보파트(본관 지하 1층 약제부 내)를 직접 방문하여 수령할 수 있습니다('20.07.06〜). 전화로는 불가합니다. 신규로 등록하고자 하는 회사는 의약정보파트로 문의하여 주십시오(T. 02-2072-2328〜9).

〈자료입력〉 2020년 7월 6일 오전 9시부터 7월 17일 오후 6시까지 가능합니다.
입력사항은 전년도와 유사하고, 첨부파일을 참고하여 빠짐없이 자료를 입력하여 주십시오. 기존자료는 2020년도 사용의약품 선정자료 요청 시 각 제약회사에서 입력했던 내용이며, 이 자료를 토대로 수정 및 추가내용을 작성하여 주십시오.

〈자료제출〉 2020년 7월 8일 오전 9시부터 7월 17일 오후 6시까지 가능합니다. 최종자료를 인쇄(직인포함)하여 표지(공문)와 함께 의약정보파트로 제출하여 주십시오.

- 자료입력 시 '신규등록'한 약품(최종자료 출력물에서 신규여부 "Y"로 표시됨)은 sample 및 제품설명서를 함께 제출하시기 바랍니다.
- 마약류(마약 및 향정신성 의약품)의 경우에는 약품사진(개별포장 및 유효기간 기재

유무가 잘 보이는 사진)을 반드시 제출하시기 바랍니다. (신규 입력과 관계없이 마약류 사진은 매해 제출)

● 백신류의 경우에는 콜드체인(Cold chain) 자료(배송 및 온도기록 데이터)를 메일로 제출하시기 바랍니다. (신규 입력과 관계없이 매해 제출) – 콜드체인자료 제출 메일주소: 30600@snuh.org

● 제출기한을 엄수하여 주십시오.

〈주의〉
2020년 6월 30일까지 발매가 완료되어 즉시 납품이 가능한 약품에 대해서만 입력이 가능합니다. 특히 7월 이후 발매예정인 제품은 입력하지 않도록 주의하시기 바랍니다. (국내 발매 이전, 국내 유통되지 않은 제품의 입력으로 인한 문제 발생시 전적으로 회사에 책임이 있음을 알려드립니다.)

약품을 추가하는 경우, 서울대학교병원에서 사용하는 약품과 성분, 함량, 용량, 제형 등 모든 항목이 동일한 약품에 대해서만 입력이 가능합니다. 즉, 성분코드가 동일해야 입력이 가능합니다. 따라서, 반드시 성분코드를 확인하여 동일할 경우에만 입력합니다.

① vial포장인 약품에 amp포장인 약품을 입력하면 안 됩니다.
② SR(서방) 제형인 약품에 plain 제형인 약품을 입력하면 안 됩니다.
③ tab제형인 약품에 cap 제형인 약품을 입력하면 안 됩니다.
④ bag 제형인 약품에 btl 제형인 약품을 입력하면 안 됩니다.
⑤ 함량이나 용량이 제시된 약품과 다른 약품을 입력하면 안 됩니다.

위의 사항을 숙지하여 입력 부탁드리며, 입력오류로 발생된 문제에 대해서는 입력한 회사에 전적인 책임이 있음을 알려드립니다. 감사합니다.

약제부 의약정보파트 02-2072-2328~9, 팩스: 02-763-0391

서울대병원 선정 자료 입력 요청

• 선정 소위원회 준비

선정 자료의 입력이 완료된 후 의약품 입찰이 진행되기 위해서는 선정 소위원회에서 해당 의약품을 심의하는 절차를 거쳐야 한다. 이때 우리 의약품이 특허 만료된 제품이라면 입찰 시 단수 지정을 받을지, 복수 지정을 받을지가 굉장히 중요하다. 이것을 입찰 용어로는 복수(경합) 선정, 단수(단독) 선정이라고 표현한다. 복수(경합) 선정이라는 것은 투찰 업체에게 품목 선택의 결정권을 주어 동일한 성분, 규격, 제형을 생산 또는 취급하는 제약 업체 중에서 두 개 이상의 제약 업체를 선정하여 입찰을 진행하게 하는 제도를 말한다. 단수(단독) 선정이라는 것은 이러한 제약 업체 중에서 한 개의 제약 회사를 선정하여 입찰을 진행하는 것으로 납품 업체의 의약품선택권은 없고 지정된 제약 회사의 품목을 해당 병원에 납품하여야 한다. 이와 같이 선정 소위원회에서 단수(단독) 선정을 받기 위해서 매해 입찰 품목에 대한 관리가 필요하며 병원의 규정과 품목의 특성을 잘 이해하여야 한다.

• 선정 DC 진행

소위원회에서 준비한 자료에 근거하여 연간 1회 입찰 대상 제조회사 선정 작업을 진행하는데 이는 선정 약사위원회가 맡는다. 각 선정 소위원회에서 올라온 약품 선정 목록을 기본으로 하여 단수(단독)와 복수(경합) 지정의 최종 결정을 내린다. 매해 입찰의 방향과 기준이 바뀔 수 있고 단수(단독) 지정 품목의 수를 엄격하게 관리하고 있기 때문에 미리 정보를 파악해 두고 이를 위한 고객관리도 병행하여야 할 것이다.

　정리해 보면, 22년 입찰을 위한 준비는 정기 입찰 품목에 어떠한 품목을 단수(단독) 지정받고 어떠한 품목을 경쟁 회사와 복수(경합) 지정시켜 입찰을 진행시킬 것인가의 문제이다. 물론 자신이 속한 회사의 품목이 특허가 만료되지 않은 오리지널 품목이면 입찰이든 수의계약이든 크게 이해관계에 얽매이지 않을 것이다. 하지만 특허가 만료되고 경쟁 회사에서 동일한 제형, 함량, 규격이 나온다면 일단 경쟁 관계에 놓이게 된다. 이러한 상황에서 어떻게 사전관리를 하는가에 따라 일 년 농사의 방향성이 결정될 것이다. 자료 입력에서부터 그에 따른 품목별 소위원회와 선정 DC에 대한 철저한 사전관리만이 일 년 농사를 풍년으로 만드는 지름길이라 말하고 싶다. 여기서 주의해야 할 점은, 특허 만료된 제네릭 제품의 경우 신약 신청서를 작성하여 올린다 하더라도 원내에 이미 성분(오리지널 제품)이 존재하기 때문에 추후 논의 대상으로 빠진다는 점이다. 즉 월별로 진행되는 약사위원회 논의 품목이 아니라 선정 DC 대상 품목이된다. 선정 DC를 통해 입찰로 원내 계약이 되든지 아니면 외래 환자를 위한 별도의 원외 처방 코드를 생성하여 처방될 수 있는 프로세스를 이해하고 있어야 한다.

② 분당서울대병원(국공립 병원 예시)

■ 정기 신약 심의 일정 : 짝수 달 진행을 원칙으로 하고 9월에 예외
적으로 추가 심사 진행(2, 4, 6, 8, 10, 12월)

■ 의약품 구매 방식 : 입찰 구매(정기, 수시 입찰)

■ 정기 입찰 진행 방식

• 계약 방법 : 일반 경쟁 입찰

• 입찰 방법 : 그룹별 단가 총액제/적격심사제

• 계약 기간 : 계약 시작일(2021년 05월 01일 예정)로부터 2022
년 04월 30일까지

■ 입찰 공고문

• 나라장터 확인

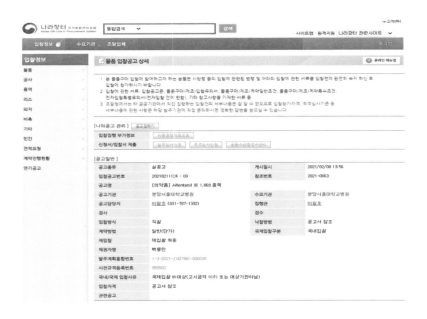

나라장터 입찰 공고 확인

위의 그림을 보면 나라장터에 공고된 분당서울대병원 입찰 공고문 및 리스트를 확인할 수 있다. 이를 통해 본인의 품목이 어느 그룹에 속해 있고 단수 지정된 품목은 무엇인지, 복수 지정된 품목은 무엇인지 확인하여 낙찰자가 정해질 경우 입찰 협상에 임해야 할 것이다.

• 입찰 공고문

입찰공고

분당서울대학교병원 입찰공고 제2021-0063호
입찰에 부치고자 다음과 같이 공고합니다.

2021. 2. 8.

〈 이 계약은 청렴계약(서약)제가 적용됩니다 〉

이 계약은 「국가를 당사자로 하는 계약에 관한 법률」제5조의2에 따른 청렴계약제가 적용됩니다. 입찰자는 반드시 입찰서 제출시 아래의 청렴계약서에 관한 내용을 숙지·승낙하여야 하며, 동 내용을 위반한 경우 발주기관의 조치에 대하여 어떠한 이의도 제기할 수 없습니다.

「국가를 당사자로 하는 계약에 관한 법률」제5조의2에 따라 이 입찰에 참여한 당사 대리인과 임직원은 입찰·낙찰, 계약체결 또는 계약이행 등의 과정(준공·납품 이후를 포함한다)에서 아래 각 호의 청렴계약 조건을 준수할 것이며, 이를 위반할 때에는 입찰·낙찰을 취소하거나 계약을 해제·해지하는 등의 불이익을 감수하고, 이에 민·형사상 이의를 제기하지 않을 것임을 약정합니다.

1. 금품·향응 등(친인척 등에 대한 부정한 취업 제공 포함)을 요구 또는 약속하거나 수수(授受)하지 않겠습니다.
2. 입찰가격의 사전 협의 또는 특정인의 낙찰을 위한 담합 등 공정한 경쟁을 방해하는 행위를 하지 않겠습니다.
3. 공정한 직무수행을 방해하는 알선·청탁을 통하여 입찰 또는 계약과 관련된 특정 정보의 제공을 요구하거나 받는 행위를 하지 않겠습니다.
4. 「국가를 당사자로 하는 계약에 관한 법률 시행령」 제4조의2 제1항 제2호 위반 시에 아래의 손해배상액을 납부토록 하겠습니다.(국가계약법 적용 조달청 입찰 및 계약 건에 한함)
– 입찰자 : 입찰금액의 100분의 5
– 계약상대자 : 계약금액의 100분의 10

1. 입찰개요
① 공고번호 : 2021-0063
② 입찰건명 : [의약품] Alfentanil 외 1,869 품목
③ 계약방법 : 일반경쟁입찰
④ 품명 : 입찰품목리스트 참조
⑤ 수량 : 입찰품목리스트 참조
6) 입찰방법 : 그룹별 단가총액제 / 적격심사
7) 계약기간 : 계약시작일(2021년05월01일예정)로부터 2022년04월30일 까지
8) 기타사항 : 납품지시에 의거 지정장소 납품

기타 세부사항은 입찰공고에 첨부된 입찰유의서, 입찰품목리스트 등을 반드시 확인하시기 바랍니다.

2. 입찰(개찰) 일시 및 장소
① 입찰참가등록마감일시: 2021. 2. 15. 15:00
② 전자입찰서접수개시일자: 2021. 2. 9. 9:00
③ 전자입찰서접수마감일시: 2021. 2. 16. 12:00
④ 입찰(개찰)일시: 2021. 2. 16. 13:00 이후
※입찰방식: 전자입찰(국내입찰, 우리병원물품조달시스템 snuHLS)
※개찰장소: 입찰담당 PC(우리병원물품조달시스템 사이트 https://www.snuhls.com/

○ 동 입찰이 2인 이상의 유효한 입찰자가 없거나 낙찰자가 없을 경우 재입찰에 부칠 수 있으니 병원물품조달시스템에서 개찰결과를 확인 후 공고된 일정에 따라 재입찰하시기 바랍니다.

○ 입찰금액은 부가가치세를 포함한 가격입니다.

3. 입찰참가자격

① 「국가를 당사자로 하는 계약에 관한 법률 시행령」 제12조에 의한 유자격자로서 우리병원에 현금, 이행보증보험증권 등으로 입찰금액 100분의 5 이상의 입찰보증금을 등록마감시각까지 제출한 업체

● 입찰보증금은 입찰단가를 참고(예정)수량으로 곱한 총 금액의 100분의 5이상을 입찰등록시 현금 또는 보증보험증권으로 납부해야 하며 낙찰일로부터 10일 이내에 계약을 체결하지 않으면 보증금은 병원에 귀속됨

● 보증보험증권의 보증기간의 초일은 입찰서 제출마감일 이전으로 하고, 만료일은 입찰서 제출마감일 다음날부터 30일 이후여야 함. 보증금 미달 시 자격상실 되므로 충분한 보증금을 납부하여야 하고, 피보험자는 분당서울대학교병원으로 하여야 함. 분당서울대학교병원 물품조달시스템(HLS시스템) 사이트를 통하여 서울보증보험에서 증권을 발급받을 경우 보증보험증권 정보가 자동연계가 되므로 증권원본은 제출하지 않아도 되나, 그렇지 않은 경우에는 보증증권을 스캔하여 물품조달시스템(HLS시스템)에 첨부해야 함(스캔본 첨부 경우, 원본제출 요구 시 제출해야 함)

● 부정당업자 제재를 받아 나라장터에서 부정당업자로 등록 · 확인된 자로서, 제재기간 종료일이 입찰공고일로부터 최근 2년 이내인 경우, 제재기간에 따라 아래와 같이 입찰보증금을 납부하여야 함

총 제재기간	입찰보증금 비율
6개월 미만	입찰금액의 100분의 10
6개월 이상 ~ 1년 미만	입찰금액의 100분의 15
1년 이상 ~ 2년 미만	입찰금액의 100분의 20
2년 이상	입찰금액의 100분의 25

분당서울대병원 입찰 공고문

입찰 공고문에는 입찰의 방식과 계약의 조건들이 상세히 설명되어 있고 쉽게 접근할 수 있으니 이 부분도 관심 있는 분이면 업무에 참고했으면 한다.

■ **분당서울대병원 의약품 구매 절차**

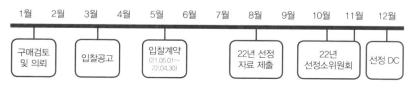

분당서울대병원 구매 절차

분당서울대병원은 자체적으로 입찰을 진행하며 서울대병원과 유사한 형태의 구매 프로세스를 사용하지만, 2개월에 한 번씩 정기 신약 심사 일정이 있고 심사한 결과를 약제부 홈페이지에 띄워 결과를 알 수 있게 공지한다.

□ 제 108차 약사위원회(2020.12) 통과 신약 및 사용중단 의약품

1. 원내 도입 의약품

NO	상품명(성분명)	보건복지부 분류
<신규>		
1	Twolion 10mg tab (Bepotastine)	항히스타민제
2	Bredinin 25mg tab (Mizoribine)	자격요법제(비특이성 면역원제 포함)
3	Velphoro chewable tab (Sucroferric oxyhydroxide 2500mg, Fe 500mg)	기타의 순환계용약
4	Diovan 80mg, 160mg tab (Valsartan)	혈압강하제
<제형·함량·규격 추가>		
5	Hamidon suspension 1mg/ml (Domperidone)	기타의 소화기관용약
6	Jardiance 25mg tab (Empagliflozin)	당뇨병용제
7	Ferrumkid solution 50mg/ml, 60ml/btl	무기질제제
8	Lenalid 5mg, 10mg, 15mg, 20mg, 25mg tab (Lenalidomide Korea)	항악성종양제
9	Targin CR 80/40mg tab (Oxycodone/Naloxone)	합성마약
10	Mevalotin 20mg tab (Pravastatin)	동맥경화용제
11	Q-rokel 50mg tab (Quetiapine)	정신신경용제
12	Januvia 25mg tab (Sitagliptin)	당뇨병용제
13	Vancozin 125mg cap (Vancomycin)	주로 그람양성균에 작용하는 것
14	BSS solution 500ml bag	기타의 인공관류용제
15	Arnuity 100 Ellipta, 30dose/btl (Fluticasone furoate)	진해거담제
16	Seretide Diskus 250, 60dose/btl (Salmeterol/Fluticasone)	진해거담제
17	Dupixent prefilled 200mg inj (Dupilumab)	자격요법제
18	Hartmandex solution 500ml bag	혈액대용제
19	Genexol 100mg/16.7ml (Paclitaxel)	항악성종양제
20	Pemed S 1000mg/40ml inj (Pemetrexed)	항악성종양제
21	Lioresal intrathecal 10mg/5ml inj (Baclofen)	
22	Isuprel 0.2mg/ml (Isoproterenol)	
23	Oncaspar 3750IU/5ml inj (Pegasparaginase)	한국희귀필수의약품센터 긴급도입의약품
24	Pfizerpen 500만IU inj (Penicillin G potassium)	
25	Perfadex plus 1L, 10bag/box	
26	Sodium acetate 40mEq/20ml inj Hospira	

2. 원외 처방용 의약품

NO	상품명(성분명)	보건복지부 분류
<신규>		
1	Dukaro 30/5/10mg, 60/5/10mg tab (Fimasartan/Amlodipine/Rosuvastatin)	기타의 순환계용약
<제형·함량·규격 추가>		
2	NesinaMet 12.5/850mg tab (Alogliptin/Metformin)	당뇨병용제
3	Olomax 40/5/5mg, 40/5/10mg tab (Olmesartan/Amlodipine/Rosuvastatin)	기타의 순환계용약
4	Dostinen 1mg tab (Cabergoline)	따로 분류되지 않는 대사성 의약품
5	Dilatrend SR 8mg tab (Carvedilol)	혈압강하제
6	Synthyroid 0.0375mg tab (Levothyroxin)	갑상선, 부갑상선호르몬제
7	Fello 5mg tab (Memantine Korea)	기타의 중추신경용약
8	Pentasa SR 1g, 2g granule (Mesalazine)	기타의 소화기관용약
9	Sislin 350mg soft cap (Milk-thistle fruit dry ext.)	간장질환용제
10	Mirabek 50mg SR tab (Mirabegron Korea)	기타의 비뇨생식기관 및 항문용약
11	Axidin 150mg cap (Nizatidine)	소화성궤양용제
12	Axid 150mg cap (Nizatidine)	소화성궤양용제
13	Forlax 4g powder (Polyethylene glycol 4000)	하제, 완장제
14	Citus 50mg tab (Pranlukast)	기타의 알레르기용약
15	Duosta 40/5mg tab (Telmisartan/Rosuvastatin)	기타의 순환계용약
16	Rizaben cap (Tranilast Korea)	진해거담제
17	Differin gel 0.1% 15g (Adapalene)	피부연화제(부식제를 포함)
18	Divigel 0.1% 1g/pkg gel, 28pkg/box (Estradiol)	난포호르몬제 및 황체호르몬제

분당서울대병원 약제부 공시 사항

약제부 홈페이지에 원내 도입 의약품과 원외 처방용 의약품, 그리고 사용 중단 의약품을 약사위원회의 결정이 난 후 취합하여 게시하고 있다. 본인이 맡고 있는 병원의 약사위원회 통과 약품 목록을 확인하고 싶다면 이와 같이 약제부 홈페이지 게시판을 잘 활용해 보는 것이 도움이 될 것이다.

분당서울대병원 의약품 구매 절차를 요약해 보면 입찰 구매 방식을 채택하고 있다. 오리지널인지와 제네릭 제품인지를 구분하여 정기 의약품 신약 심사 절차에 따라 약사위원회에서 논의가 가능한 품목인지 아닌지 확인하고 신약 신청서를 작성해 올릴 필요가 있다. 즉 오리지널 제품의 경우 정기 약사위원회에서 논의되어 의약품으로 구매될 수 있으나 제네릭 제품의 경우 소위원회 논의를 거쳐 선정 DC에서 통과되어야 향후 의약품 구매 프로세스를 진행할 수 있는 것이다. 이 부분을 명확히 인지하고 어떠한 제품을 어떻게 상정시켜 통과시킬 것인지 고민해야 한다.

■ **참고 자료**(분당서울대병원 스펙 선정 기준)
  • 단수(단독) 지정 선정 기준
  → 전년도 8월(의약품 자료 입력 기간) 전에 특허가 풀린 의약품에 대해 경합을 원칙으로 함.
  → 처방량이 많은 오리지널 제품의 경우 회의를 통해 단독으로 하고 국내사는 별도로 경쟁할 수 있음(K-code; 노바스크,

리피토, 플라빅스).

→ 이성염, 광학이성질체의 경우 별도 약으로 인정하나 일정 기한 처방 후 회의를 통해 통합함(ex. 넥시움, 노바스크, 플라빅스).

→ 진료과에서 요청을 할 경우 객관적 사유를 근거로 회의를 통해 지정(적응증, 다함량 동일회사 지정 필요성, 방부제 여부, 시장 점유율 등).

→ 단독 지정 사유에 대해서는 추가적인 조사와 자문, 사례 등이 필요함.

• 복수(경합) 지정 선정 기준

→ 경합 품목의 경우 현재 오리지널 + 3품목까지가 기본. 특이 상황 시 선정 소위원회에서 7개사까지 지정, 2년 후 4개사로 감축.

→ 의약품 제조사 선정의 일반 원칙은 다음과 같음.

ㄱ. 제약사 병원 매출 순위
ㄴ. 제약사 국내 매출 순위
ㄷ. 분당서울대병원 임상 여부
ㄹ. 특허, 제형, 적응증 등 차별점
ㅁ. 원료 생산처 : 자체 합성 〉 국내 원료 〉 원료 선진국 〉 원료 후진국
ㅂ. 진료과 의견 (소위원회, 협조전)
ㅅ. 성분 시장 점유율

→ 제조사 선정이 된 품목은 선정 회사 제조 중단, 개량된 제

품 생산, 약가 저렴한 제품 출시 등 특이 사항이 발생하지 않은 경우 다시 논의하지 않음.

- 입찰품목 그룹 선정 기준 : 마약그룹, 수액그룹, 조영제 그룹은 별도로 묶고, 경구제와 주사제는 단독과 경합을 섞어 낙찰 금액 인하를 목표로 그룹을 조합.

- 원외 처방 코드 선정 기준
→ 신약 신청을 통해 외래 코드를 신청하는 방법(오리지널)과 스펙 선정 시 선정 회사에게 외래 처방 가능하게 지정하는 방법이 있음.
→ 선정 회사로 외래 처방 가능하게 됐을 경우 매년 처방량 조사를 하여 부진 제품 코드 정리함(처방 비율 기준 30%↑.금액X).

③ 전남대병원 (국공립 병원 예시)

■ 신약 접수 방법

- 신청(접수) 기간 : 약심 전월 말일까지 전자 시스템으로 의사 접수 후 임상 약제실에서 확인.
- 접수 절차: 원내 전자 결재 시스템(의사 누구나 신청해 해당 과 과장 결제 후 약제과 접수).

■ 신청 기준 및 원칙

- 신청 제한 유무→ 1번 심의에 총 품목 제한 : 없음(과별 3~4개 정도가 Max)→ 1명 의사의 접수 제한 : 없음(닥터 당 거의 2개

정도가 Max).

- 동일성분의 다른 회사 제품 신청에 대한 기준 및 원칙, 동일성분 약품 신약신청은 불가하나 아래의 경우는 예외적으로 인정.

→ 제형(주사제, 경구제, 시럽제, 외용제 등)이 다른 경우 → 동일한 제형으로 허가 적응증이 다른 경우 → 동일 제형이지만 용법의 장점이 인정되는 경우(서방형제제, 속방형제제)나 제법이나 사용법이 달라 사용상 이점이 인정되는 경우→ 현재 원내 사용 약품과 동일 성분이지만 함량이 다른 경우 원내 사용 중인 회사에서 신청함량을 생산하지 않을 때.

- original 만료한 generic 랜딩 방법 : 전남대병원은 신약 심의 시 제네릭 제품도 심의 가능하며 통과되면 구매 절차에 의거해 의약품 구매 후 사용 가능함. 신약을 통하지 않을 경우 입찰계약 진행시 낙찰 도매의 품목 지정을 통해 신규 랜딩을 할 수 있음.

- 다함량 사용에 대한 기준 및 원칙 : 배수 처방으로 보험 삭감이 되지 않는 경우 허용.

- 원외 코드 약품 사용 및 신청에 대한 기준 및 원칙

→ 주사제 등 원내 단독 사용 제제 이외 PO제는 일반적으로 원내/외 코드 같이 진행이 원칙.

→ 원외는 약심 이후 1개월 이후 코드 오픈→ 원내는 구매과 등 절차로 인해 약심 이후 2개월 뒤 코드 오픈.

→ 메인 사용과에서 요청 시(약심 서류에 기재) 원외 코드만 오픈하는 경우도 있음(17년부터).

• 부결이나 보류 시 재신청에 대한 기준 및 원칙

→ 부결 시 6개월 경과 후 신청 가능→ 보류 시 3개월 경과 후 신청 가능.

• 심의 결과의 종류 : 통과, 보류, 부결, 조건부 통과(임상 등으로 인해 해당 과에만 승인).

입찰공고

1. 입찰에 부치는 사항

건명	계약 기간	차수	등록 마감	물품 설명	입찰·개찰
진료용 의약품 Jurnista 외 .744종 연간단가계약 (그룹별 총액입찰) (1그룹 ~ 15그룹)	20.12.01. ~ 21.11.30	1차	20.10.28. 17:00	20.10.23. 11:00	20.10.29. 10:00
		2차	20.11.03. 17:00	X	20.11.04. 10:00

2. 등록, 입찰, 개찰장소 : 전남대학교병원(이하 "병원"이라 한다) 행정동 3층 소회의실 (2020.10.23 현장설명회 장소 : 전남대학교병원 6동 8층 대강당/코로나-19 상황에 따라 입찰에 참여할 의향이 있는 의약품 도매상 직원만 출입이 가능하며 반드시 마스크를 착용하고 출입하여 주시기 바람, 명부 작성 및 발열 체크 예정)

3. 입찰 및 계약 방법 : 일반경쟁입찰(연간단가계약)

4. 낙찰 방법 : 예정가격 이하의 유효한 입찰 중 최저가로 투찰한 자를 낙찰자로 결정합니다.

5. 입찰참가자격 :

가. 우리병원 회계규정 제216조의 규정에 의한 자격을 구비하고 동 규정 제302조에 의한 입찰 참가자격 제한을 받지 아니한 자로서 물품설명회에 참석하여 입찰유의서 등을 승낙하고 소정의 구비서류를 갖추어 등록을 필한 업체

나. 약사법에 의한 의약품 도매상 허가를 받은 업체로 우수의약품유통관리기준(KGSP) 적격업체

다. 마약그룹 의약품 입찰 참가자는 마약류 취급 도매상 허가를 받은 업체

6. 입찰등록서류

가. 입찰참가신청서(병원 서식) 1부

나. 입찰보증보험증권 1부

다. 사업자등록증 사본 1부

라. 인감증명 및 사용인감계 각 1부

마. 위임장, 재직증명서 각 1부(입찰참가대리인 참석인 경우)

바. 국세, 지방세 납세증명서 각 1부

사. 법인등기부등본 1부

아. 관계법령에 의한 각종 면허증 또는 허가증 사본 1부

20년 전남대병원 입찰 공고문

전남대병원 입찰 공고문을 첨부하였다. 일반적인 국공립 병원의 입찰 방식을 채택하고 있고 일반경쟁에 의한 입찰로 그룹별 총액에 대한 낙찰자를 선정하여 연간 단가 계약을 진행하고 있다. 위에서도 언급했듯이 본인이 맡고 있는 거래처가 전남대병원이라면 입찰 병원에 해당하므로 먼저 본인이 신약으로 추천받으려고 하는 품목이 오리지널 제품인지 제네릭 제품인지

유형을 분류하여 어떻게 접근하는 것이 가장 좋을지 고민하고, 진료과의 추천을 받아 신약심의위원회에 상정시켜 통과시킬 것인지, 아니면 하반기 입찰 일정에 맞추어 스펙 작업을 진행해 입찰계약으로 신약을 랜딩시킬 것인지 고민해야 한다. 결국 입찰 병원이 힘든 부분은 복잡하게 연결되어 있는 구매 프로세스를 본인이 강점이라고 생각하는 부분에 최적화시킬 수 있는 역량이 필요하기 때문이다. 어렵지만 나름 성과도 짜릿하고 성취해냈다는 자부심도 큰 일이니 입찰 병원 담당을 꼭 두려워만 하지 말고 한 번 더 성장할 수 있는 발판으로 만들어 보는 것도 좋은 방법이라 이야기해 주고 싶다.

■ 전남대병원 주요 업무 일정표

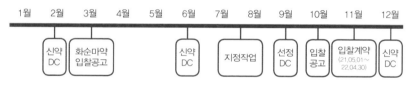

전남대병원 의약품 구매 일정표

　　전남대병원은 본원과 화순, 빛고을 전남대 3개 병원을 통합하여 입찰을 진행한다. 여기서 신약DC 일정은 기본적으로 챙겨야 하는 업무이고 입찰 관련하여 7~8월 사이 입찰 지정 작업을 진행하는데 약제부에서 각 과별로 단독 지정서를 배부한다. 3개 병원(본원, 화순, 빛고을) 처방을 합산한 품목별 처방 비율이 10% 이상인 처방과를 지정과로 선정하여 지정 리스트를 발

송한다. 이때 진료과에게 각 품목별로 지정 가능한 품목의 대상도 될 수 있으면 전체 순위의 약 50% 이내로만 한정시켜 단독 지정을 해 줄 것을 요구한다. 그렇기 때문에 각 제약사는 단독 지정 순위가 상위 랭크를 차지하도록 지정 순위 순번을 높이는 작업을 진행하여야 한다. 입찰은 언제든지 병원의 방침과 정부의 가이드라인 등 여러 가지 변수가 생길 수 있다. 가령, 진료과에 100가지 단독 지정을 할 수 있는 품목중에 50가지 품목만 단독 지정이 가능하도록 약제과에서 요구를 했더라도 새로운 입찰에서는 기준을 더 강화시켜 30가지 품목만 단독 지정이 가능하도록 제한을 준다면 30위권 밖의 품목들은 경합입찰로 진행될 가능성이 높다. 이러한 부분을 반드시 사전에 파악하여 7~8월 중에는 지정 작업을 위한 정보 파악 및 진료과별 단독 지정 순위를 높여 가는 업무에 집중해야 하반기 입찰 시 좋은 결과를 예상할 수 있는 것이다. 전남대병원의 의약품 구매 일정에서 놓치지 말아야 하는 부분은 결국 7~8월 사이 진행되는 진료과별 지정 작업이고 추후 입찰 진행 프로세스에 관해서는 주요 일정을 점검하면서 업무가 누락되지 않게 꼼꼼히 진행하는 습관을 들여 가야 한다.

④ **서울아산병원** (사립대학병원 예시)

우선 사립대학병원이 왜 기존의 수의계약 방식에서 입찰계약 방식으로 구매 형태의 변화를 주는지는 앞전에서 설명하였다. 간략하게 다시 언급하면 대부분의 사립대학병원은 의과대학을 운영하고 있고 교육부에서 운영 보조금과 혜택을 받고 있으며 예산 지원에 따른 감사도 받고 있다. 이 부분이 문제가 될 수 있는데 국가계약법상 교육부 관할의 지도를 받고 있기 때문에 연간 사용량이 2천만 원을 초과하는 물품에 대해서는 의무적으로 입찰계약을 진행해 물품을 공급받아야 한다. 즉 사립대학병원들은 정부 정책에 발맞추어 기존의 방식에서 탈피하여 입찰 구매 형태로 변화하고 있는 것이다. 하지만 국공립병원에서의 단수(단독) 지정과 복수(경합) 지정의 스펙 선정이 없는 것이 특징인데, 낙찰 도매상에게 품목의 선택권을 주지 않고 병원에서 쓰려고 하는 물품에 대해서 어느 도매상이 경쟁력 있고 납품에 차질이 없는지만을 따져 선정하는 방식으로 입찰을 진행하고 있다. 제약사 입장에서는 품목을 변경할 필요 없이 병원의 니즈에 맞는 구매 제안에만 신경쓰면 되기 때문에 이로 인한 리스크 관리가 현재 시점에서는 별도로 필요해 보이지는 않을 것이다. 그렇다 하더라도 언제든 국공립병원 입찰처럼 스펙 조건의 변경을 주어 입찰을 진행할 수도 있기 때문에 이에 대한 사전 정보 및 변화 흐름을 잘 파악하여 업무에 임할 것을 권한다.

■ 약사위원회 관련 주요 체크포인트
  • 개최 일수 : 6회/년(1, 3, 5, 7, 9, 11월).
  • 접수 기간 : 홀수 달 셋째 주~마지막 주까지 접수.
  • 접수 절차 : 병원 신약 신청서 양식 서류 및 파일 접수.
  • 동일성분에 대한 추가 제품 기준 : 월 처방 금액 및 처방량(1

억/20만T) 이상 약물에 한하여 1+1(original + generic)까지 허용.

• 제품의 랜딩 방법

→ 신약 심의 시 월 처방 금액 및 처방량(1억/20만T) 이상 약물에 한하여 1+1(original + generic)까지 허용.

→ 정기 입찰 시 일부 품목에 한하여 구매팀에서 입찰 결정 후 관련 과와 협의하여 입찰 회사 및 품목 결정 후 입찰 진행.

- 원외처방코드 품목 선정 기준 : 약사위원회(약제과 영향력)에서 결정.

자사 제품 중 동일한 성분 및 제형에 대해서 원내외 처방을 이끌어내기 위해 약사위원회에 심의를 의뢰할 예정이라면 위와 같은 약사위원회의 진행 사항 및 주요 내용을 숙지해 놓고 개최 시기부터 위원 명단, 그리고 제반된 주요 사항을 사전에 면밀히 파악해 준비할 필요가 있다.

■ 입찰 관련 주요 체크포인트

2021년 의약품 입찰 안내문

1. 입찰자는 당해 의약품 공급에 필요한 시설(창고, 차량 등)을 소유 또는 임차하고 있어야 하며, 아산재단의 입찰참가자격 확인(방문, 전화, 증빙서류 징구, 사진촬영 등)에 협조하여야 한다.

2. 다음 각호에 해당하는 업체는 입찰 참여를 제한할 수 있다.
① 종합병원 이상 의료기관의 납품 지연으로 인해 2회 이상 최고 통지를 받은 경우 또는 납품 포기로 중도 계약해지된 업체
② 아산재단이 법원으로부터 제3채무자의 지위로 통보서 등을 송달 받은 경우
③ 공고일 현재 법정관리 · 화의개시 중에 있거나, 국가를 당사자로 하는 계약에 관한 법률 시행령 제76조(부정당업자의 입찰참가자격 제한)에 해당되는 업체
④ 입찰참가신청 등록을 한 후, 입찰에 참여하지 않은 업체는 2022년 입찰 참여를 제한함
⑤ 사회적 물의를 일으키거나, 재단의 명예를 실추시킬 만한 사유가 있어 거래하기에 부적합하다고 판단되는 경우

3. 낙찰의 결정은 2개 회사 이상의 입찰자 중 아산재단에서 정한 예정가격보다 낮은 최저금액의 입찰자로 한다.(1개 업체만 입찰에 참여한 경우 해당 그룹은 유찰로 처리함)

4. 그룹별(공고번호별) 입찰금액은 해당그룹 전 품목의 단위 당 단가에 년간 예상 사용량을 곱한 후 총 합계금액으로 한다.

5. 입찰금액은 부가가치세가 포함된 가격으로 한다.

6. 서울아산병원 입찰자는 최대 4개 그룹까지 입찰에 참여할 수 있다.

7. 입찰목록상 예상수량은 전년도의 약품 사용추이로 예측한 계약기간의 연간 예상 수량이므로 변동이 있을 수 있으며, 낙찰자는 이에 대해 이의를 제기할 수 없다.

8. 낙찰자는 낙찰일로부터 5일 이내에 『계약체결』 및 『병원별 배송계획서』를 제출하여야 하며, 공고된 의약품 입찰 List상 "확인서제출대상품목"(연간 사용 추정가액이 1억원 이상인 품목)에 대하여는 낙찰자가 계약 후 1년동안 해당 품목의 의약품을 서울아산병원에 원활하게 공급할 것임을 보장하는 확인서를 제조품목허가자 또는 수입품목허가자로부터 발급받아 이를 구비서류로 첨부하여 계약을 이행하여야 한다. 만약, 낙찰자가 낙찰통보일로부터 5일 이내에 『계약체결』 및 『병원별 배송계획서』제출, 『의약품 공급확인서(서울아산병원)』 제출을 이행하지 않을 경우 해당 그룹에 대한 낙찰자격은 상실되고 당해 입찰보증금은 아산재단에 귀속한다.

9. 낙찰자는 계약시 공급할 의약품의 계약단가에 대해 보험급여 상한가를 초과할 수 없으며, 계약기간 중 보험약의 보험약가 변동시 변경 시행일로부터 입찰시 약품별 인하율을 적용하여 계약단가를 조정한다. 보험약의 보험약가 변동이 있을 경우 5일 이내 계약된 약품의 변동 여부를 병원에 서면 통보하여야 한다.

10. 낙찰 후 아산재단이 지정하는 일시에 계약을 체결하지 않을 경우 당해 입찰보증금은 아산재단에 귀속한다.

21년 아산병원 입찰 공고문

서울아산병원도 의약품 구매를 입찰로 진행하기 때문에 의약품 규모에 따라 정기 입찰과 수시 입찰로 구분할 수 있다. 즉 약사위원회에 새로이 올라온 의약품 심의 품목 중에서 병원에서 사용하기로 최종 결정된 품목은 정기 입찰 기간 준비 중에 있으면 정기 입찰 품목에 넣어 입찰을 진행할 것이고, 시기가 맞지 않으면 수시 입찰로 공고를 띄워 입찰 구매 방식을 사용할 것이다. 서울아산병원은 정기 입찰 시 계열 병원과 같이 진행하기 때문에 함께 진행하는 병원도 체크해 보아야 한다.

■ 서울아산병원 입찰 주요 특징

- 입찰 규모 : 4,302억(8개 병원 22개 그룹_21년 입찰 기준).
- 입찰 방식 : 제한경쟁 입찰 방식.
- 낙찰자 결정 방법 : 최저가 낙찰자 선정.
- 입찰 품목의 변경 : 낙찰자가 임의대로 병원이 지정한 품목의 변경을 할 수 없으며 입찰 리스트에 선정되어 있는 제약사 품목을 해당 장소에 납품해야 함.
- 의약품 공급 확인서 : 낙찰 업체는 해당 그룹의 연간 사용 추정가액이 1억 원 이상인 품목에 대해 의약품 공급 확인서를 의무적으로 제출하여야 하며 제출을 이행하지 않을 경우 해당 낙찰 그룹에 대한 낙찰 자격은 상실되고 입찰 보증금은 아산재단에 귀속.

위에서도 언급했지만 사립대학병원의 입찰은 상대적으로 리스크가 작고 병원의 규정만 잘 이해한다면 의약품 랜딩에 별 문제가 없는 편이다. 수의계약으로 하든 입찰계약으로 진행하든 병원에서 사용하겠다고 하면 품목이 바뀔 위험은 없기 때문에 병원의 요구 수준과 그에 관련된 준비 사항만 잘 이행하면 된다. 결국 구매 형태의 변화만 있을 뿐 입찰로 인한 별도의 리스크는 현시점에서는 없는 것으로 봐도 무방할 듯하다.

⑤ 한림대병원(사립대학병원 예시)

한림대병원 계열(평촌, 강남, 춘천, 한강, 동탄성심병원)은 2년에 한

번씩 의약품 도매상을 선정하는 입찰을 진행한다. 병원에서 구매하고자 하는 품목에 대해 전체 계열 병원의 의약품 수요를 판단하여 도매상을 선정하며 정기 입찰을 제외한 신약 심사 통과 의약품은 수시 입찰을 통해 공급받고 있다.

■ 한림대병원(동탄성심) 입찰 주요 사항(2019년 입찰 기준)
- 입찰 규모 : 1,200억 (3개 그룹_19년 입찰 공기 기준).
- 입찰 및 계약 방법 : 제한경쟁(실적). '협상에 의한 계약' 준용. 단가 계약.
- 협상에 의한 계약 평가 비율: 기술능력평가(70%. 정성평가 50%+정량평가20%) + 입찰가격평가(30%).
- 입찰가격평가는 입찰 군별로 진행. 기술능력평가는 입찰 군별 관계없이 평가 점수 동일하게 반영.
- 정량평가는 납품 실적, 신용도(신용평가등급확인서) 및 신인도 평가로 이루어지며, 실적평가의 경우 허가 병상 800병상 이상 종합 병원에 2018년(2018.01.01.~2018.12.3① 연간 전문의 약품 납품 실적 100억 원(부가세 포함) 이상 실적 누계 건수로 평가함. 신인도 평가는 행정처분 확인서로 평가.

내용을 읽어보면 제한경쟁 입찰 방식을 사용하고 있고 병원이 지정해 준 의약품에 대해 얼마나 경쟁력 있는 업체가 납품할 수 있는가를 평가하여 낙찰 업체를 선정하겠다는 것을 알 수 있다. 제약사 입장에서는 아산병원을 설명할 때도 언급했듯이 입찰의 구매 방식이 중요한 것이 아니다. 병원 내부의 신약 심의 일정과 그 특징을 잘 파악하여 약사위원회의 승인을 받으면 별다른 문제 없이 원내외 사용이 가능할 것으로 생각되며, 일부 견적 조율이나 견적서 제출이라는 절차가 있지만 병원과 재단의 입장을 회사 측과 조율해 문제를 해결하면 되는 것이므로 우리는 신약 심의 규정에 대해서 좀 더 깊숙이 알아보는 편이 좋을 듯하다.

■ 한림대학교성심병원 약사심의 규정

1. 심의 : 년 2회 (상/하반기)
   → 금번 : 2019년 7월8일(월) ~ 7월17일(수) 오후 5시까지

2. 신청 자격 : 임상교원 1인당 년 1회(임상강사 제외) / (분과에 임상교원 1명일 경우 년 2회)
   → 제형추가, 대체신청, 특수약품 사용지속도 1회로 카운팅

3. 세부사항
① 동일성분/함량/제형 기준
① 의료원에 최대 2품목 보유(상품명) (강동 성심은 제외)
② 병원별로 1개 품목 (규정 변경 및 강화 / 기존 코드는 유지)
   → 오리지널은 신약, 제네릭은 대체 신약(해당 병원에 오리지널이 없을 경우는 신약 가능)
   → 1+1 중 제네릭은 보험등재 제품중 약가 하위 20% 이내 권고
② 동일성분 제품 경합시, 약사TFT에서 결정(각 교실 의견 취합), 신약심의 3회 부결 품목 상정불가
③ 제형, 이성염 판정 (인산 및 타제약사 정보 종합)
   ① 과거 : 정/캡슐 별도 제품 판정. 이성염 별도 제품인정
   ② 현재 : 정/캡슐 동일 품목으로 인정

한림대 성심병원 신약 심의 기준

위와 같은 심의 절차는 약제부와 유관 부서 공지 사항을 통해서 내용을 파악할 수 있다. 성심계열병원은 개별 병원의 약사위원회에서 결정된 사항을 두고 중앙약사위원회를 개최하여 최종 5개 병원의 의약품 사용을 결정한다. 즉 개별 병원에서 통과되었다고 하더라도 전체 병원의 기준과 방향성에 맞지 않는 품목이라면 의약품 구매가 최종 사용 승인이 안 날 수 있다. 이 점을 명확히 인지하고 개별 병원의 심의 신청서부터 최종 중앙약사위원회의 통과까지 지속적인 정보 관리와 업무 피드백이 필요할 것이다.

다시 한번 말하자면, 사립대학병원인 한림대병원의 경우 입찰 구매 형태를 띠고 있으나 크게 중요한 부분은 아니고 좀 더 관심 있게 들여다봐야 할 부분은 결국 신약 심의 기준과 그에 해당하는 프로세스이다. 병원의 내부 방침과 규약이 어떻게 되는지 면밀히 파악하고 그 조건값에 맞지 않는다면 대안은 없는 것인지 전략을 만들어 실행해야 우리가 이루려고 하는 큰 목표를 달성할 수 있는 것이다.

2. 수의계약 방식

입찰이나 경매와 같은 방식으로 물건을 구매하기 어려운 경우 한정하여 수의계약을 일부 시행하기는 하나 법적 강제력이 없는 사립병원이나 일반 의원급의 의약품 구매는 병원, 의원의 원장님이나 권한을 위임받은 자가 구매 가격을 결정하여 납품을 희망하는 업체와 면담을 통해 계약에 이를 수 있다. 이러한 수의계약의 경우 업무의 효율성이나 시간의 제약 때문에 이루어지는 경우가 많으며, 꼭 수의계약이 나쁘다는 인식을 가지기보다는 병원의 방침과 철학이 묻어나는 구매 방식에 좀 더 가까울 수 있다고 생각하면 좋을 듯하다.

① 가톨릭성모병원 계열(기존 수의계약 방식에서 입찰 구매로 형태 전환)

천주교 재단에서 운영하는 성모병원은 대표적으로 수의계약 방식 의약품 구매가 이뤄지는 곳이라고 할 수 있다. 병원의 니즈(Needs)에 대해 각 제약사가 제시할 수 있는 할인의 폭이나 수량이 맞으면 바로 계약을 진행해 의약품 구매 절차까지 이어질 수 있다. 이러한 경우 전납권을 가진 도매상이 있으므로 신속한 업무 진행의 장점이 있을 수 있으나 전납 도매의 니즈라는 부분이 있어서 하나의 게이트를 열고 넘어가야 하는 숙제가 있을 수 있다.

■ CMC 계열 병원 의약품 구매 방식 특징
- 계열 병원 수 : 8개(서울, 여의도, 성빈센트, 성바오로, 대전, 인천, 부천, 의정부성모병원).
- 약사위원회 개최 건수 : 평균 4회(단, 대전성모병원 연 1회 2월/성빈세트병원 연 2회 6월, 12월).
- 신청 접수 기간 : 보통 수시 접수 심의 1개월 전 마감(DC 심의 3, 6, 9, 12월 기준)/병원별로 세부 사항 체크 필요.

- 의약품 구매 체크 포인트

→ 중앙약사위원회 존재 : 각 계열 병원의 특성에 맞는 신약 심사 진행 후 산하 소위원회 평가를 거쳐 중앙약사위원회에서 최종 결정하여 각 계열 병원에 사용 여부 통보.

→ 제네릭 제품 사용 : 제네릭 제품의 사용은 재단과 전납 도매상에서 결정하며 각 계열 병원의 사용 여부에 대한 권한은 존재하지 않는다. 대개 6, 7월 정도에 제네릭 후보 대상군의 각 제약사별 견적서를 전납 도매에 제출하여 심의 진행 요청.

→ 원외 코드 존재 여부 : 대부분 품목이 원내외 단일 코드로 결정되며 일부 원외 코드 처방 품목이 있기는 하지만 약사위원회 결정을 통해서 생성 여부 결정.

→ 긴급의약품 사용 승인 : 긴급약품 약사위원장과 병원장의 결재 후 사용해야 함. 차기 약사위원회에 신약 신청을 진행해야 하고 특별한 사유 없이 신약 신청서 미제출 시에는 긴급의약품 사용 중지. 특정 환자의 치료 필요성 발생 시 지명된 환자만 약제팀 연락에 신상 기재 후 코드 오픈 가능.

위에서 살펴본 바와 같이 병원에서 책정되고 유지되고 있는 내부 시스템만 정확히 알고 주어진 프로세스를 명확히 밟는다면 구매로 인한 리스크는 입찰보다 적을 것이라 예상한다. 즉 신약심의위원회의 조건값과 전납 도매의 니즈가 해결된다면 일정 기간 동안 해당 제품의 처방과 매출 상승을 예측할 수 있는 것이다. 입찰과 다르게 의약품 구매 프로세스의 절차에 따라서 오로지 병원과 협상을 진행하고 그 결과를 받아들이면 되는 것이므로 한편에서는 심플하다고 생각할 수 있지만 그만큼 요구하는 정도가 강할 수도 있는 것이고 사람과 사람의 면담을 통해 이루어지는 것이기 때문에 돌발 변수도 항상 존재할 수 있어 그에 대한 대비를 항상 염두에 두고 영업 활동을 진행하여야 한다.

② 세브란스병원
(기존 수의계약 방식 참고−현재 22년 1월 기준 입찰계약 형태로 바뀜)

대표적인 명문 사학인 세브란스병원의 경우 제약 회사 영업 직원이라면 맡아서 일해 보고 싶은 거래처 중에 한 곳으로 꼽힌다. 각 제약 회사도 세브란스병원의 제품 랜딩을 위해서 무엇보다도 집중을 많이 하고 있을 거라고 생각하며 그만큼 회사의 역량과 지원이 집중되는 거래처이기 때문에 영업 사원의 부담은 증대될 수 있지만 이로 인해서 얻는 성취감은 그만큼 클 것이다. 세브란스병원은 현재 신촌의 본원과 강남세브란스병원, 용인세브란스병원으로 구성되어 있는데 용인세브란스병원의 경우 입찰 구매로 전환되어 의약품을 구매하고 있으나 세브란스병원의 경우 아직 수의계약 방식을 채택하고 있어 이 부분에 대해서 좀 더 알아보도록 하자.

■ 의약품 신약 심의 주요 절차 및 내용

- 약사위원회 개최 건수 : 연 10회(8, 12월 제외).
- 신청 접수 방법 및 절차 : 전자 시스템으로 의사(Dr.)가 접수하고 접수 순서에 따라 순차로 심의 진행.

1) 신약 및 개량 신약만 접수 가능(제네릭 및 일반의약품 접수 불가)
2) 원내 전자 결재 시스템을 사용하여 신청자 소속 임상과장, 진료부장 결재 후 약무국 접수
3) 약사위원회 통과된 제품은 바로 의약품 구매 후 사용 가능(별도 단가 계약 협의 X)

- 단가 계약 기준
→ 오리지널이 특허 풀리면 1년에 1회 단가 계약으로 진행.
→ 단가 계약 시 접수해서 랜딩 여부 결정(사용 금액에 따라 +1, +2, +3 품목 사용 가능함).
→ 경구제가 복수 코드 사용이 비교적 쉽고, 주사제는 +1만 가능(경구제는 +2부터는 원외 코드로 주로 결정).

- 다함량 제품에 대한 사용 기준 : 처방량의 해당 함량 사용이 10% 이상일 때 함량 소위원회에서 심의하고 그 후 차기 약심 때 최종 승인 받음(이때는 새로이 신약으로 신청할 필요 없음).
- 원외 코드 신청 기준 : 신약 신청 시 원외 코드로 기재하여 신청하고 심의는 동일하게 하되 원내 코드보다 통과율은 높음(원외로 사용하는 약은 특별한 사유가 없는 한 원내 코드로 전환 불가).
- 신약 심의 재신청 기준 : 부결 시 1년 경과 후 다시 신청 가능하나 3회 부결 시 삼진 아웃으로 병원 코딩 불가(보통 1

회 약심에서 10개 내외로 심의하며 심의 통과율은 80% 정도).

- 소모 부진 품목의 처리
→ 절차 프로세스 : 약무국에서 원내 소모 부진 품목에 대한 선별 → 약사위원회에 보고 → 계속사용/삭제/원외 코드 변경 등 내용 결정 → 결정된 품목은 향후 약심/단가 계약 진행 불가.
→ 기준) 원외 : 통상 1+2~3 범위 내에서 소모 부진되더 라도 약품 정리 X.
→ 기준) 원내 : 1+1 기조 아래 추가 코딩된 제네릭, 매출 부진 시 코드 아웃. 품절, 생산중단 등 이슈 발생 시 오리지널 품목이라도 코드 아웃.
- 긴급의약품 사용 시
→ 긴급약 신청 사유에 적합해야 신청이 가능함(긴급약품이라 함은 긴급하게 환자의 진료에 필요한 약품을 지칭함).
→ 긴급약품은 신약에 준하여 약사위원장과 병원장의 결재 후 사용 가능.
→ 차기 약사위원회에 신약 신청을 하고 특별한 사유가 없이 신약 신청서 미제출 시는 긴급약 사용을 중지.

세브란스병원의 신약 심의 일정을 정리해 보았다. 오리지널 제품의 경우 병원 신약 심의 일정에 맞게 상정을 진행하여 약사위원회를 통과하게 된다면 납품 도매상과 의약품 공급에 대한 수의계약을 통해 의약품이 원내에서 사용되도록 하면 되는 것이고, 만약 원외 코드만 신청한 상태라면 약제과와 보험심사과 등 유관 부서의 코드 생성 절차가 마무리된 후 최종 원외 코드를 받아 즉시 처방이 가능할 것이다. 제네릭 제품을 랜딩할 경우에는 단가 계약을 통해서 병원에 처방 코드를 만들 수 있다. 1년에 한 번씩 정기적으로 제약사로부터 단가 제출을 받아 비교 견적 조율 후 병원 측에서 회사의 지명도 및 신뢰도, 병원과의 관계, 사용 과나 사용 부서의 의견을 참조하여 제품의 도입 여부를 결정한다. 만약 이미 특허가 만료된 오리지널 제품을 처방하고 있는 상태에서 별도의 제네릭 제품을 세브란스병원에 랜딩하고 싶다면 이러한 단가 계약을 통해서만 입성이 가능한 점을 명확히 인지하고 본인이 랜딩시키려고 하는 제품이 오리지널 제품인지 아니면 제네릭 제품인지를 분류하여 월별 시스템에 맞춰 처리해야 하는 업무를 진행하는 것이 기본기 중에 기본기라고 할 수 있다.

③ **경희의료원**(기존 수의계약 방식 참고−22년 1월 기준 입찰 계약 형태로 바뀜)

경희의료원은 대표적인 사립대학병원으로 수의계약을 통한 구매 방식을 유지하고 있다. 직영도매상을 설립하여 의약품을 공급받는 구조이기 때문에 우선 병원 내부 의약품 심의 절차를 알아본 후 좀 더 디테일하게 사례를 통해서 의약품 실전 투입 전략을 세워보는 것으로 하자.

■ 의약품 신약 심의 주요 절차 및 내용

- 약사위원회 개최 건수 : 연 4회(1, 4, 7, 10월).
- 신청 접수 방법 및 절차 : 약심 한 달 전까지 약제과 접수에 한하여 다음 달 DC 상정 및 논의.

1) 신약 신청서, DC 자료집(CD형식), 거래 명세표(도매→병원), 샘플 구비
2) 신약 신청서는 상정 교수 2명, 주임과장 서명 후 과를 통해 약제과 접수
3) 반드시 약심 개최일 한 달 전 접수해야 함
4) 통과된 품목에 한하여 모니터링 계획서, 의약품 조사 자료 제출
5) 통상적으로 약심 통과 후 1~2개월 후 코드 오픈

- 동일한 성분의 의약품 신청 기준 : 뚜렷한 기준은 없으나 통상 한 성분 3천 이상 1+1, 5천 이상 1+2 가능. 여기에서 앞에 1은 오리지널 제품을 의미하여 오리지널 제품 + 제네릭 제품이라는 의미.
- 다함량 제품에 대한 사용 기준 : 신약 신청 시 용량 선택해서 기입해야 하며 추가 용량 신청은 용량 추가 심의 진행이 필요.
- 신약 심의 재신청 기준 : 부결 시 6개월 경과 후 다시 신청 가능하지만 2호 부결 시 재신청 불가(보통 1회 약심에서 20개 내외로 심의하며 심의 통과율은 50% 정도).
- 소모 부진 품목의 처리 : 약제팀에서 약심 때마다 소모 부

진 약품 선정 후 약사위원회에서 계속 사용 또는 원외 변경, 삭제 등으로 결정. 결정된 약은 추후 다시 신약으로 신청 불가.

• 긴급의약품 사용 시 : 긴급약 신청 사유에 적합해야 신청이 가능하며 약제과에서 임시 코드 오픈하여 사용 진행.

사전에도 이야기했지만 사립대학병원의 의약품 신청 절차에 대한 기준과 프로세스를 명확히 이해하고 병원의 기준에 맞는지, 만약 안 맞는 제품이라면 어떠한 예외 규정과 절차가 필요한지에 대해 연구해야 하며 병원의 주요 보직자나 이해관계자들에게 해결 방안을 자문 받아야 할 것이다. 이러한 규정을 알고 모르고는 병원 영업에 있어 하늘과 땅만큼의 차이이다. 경희의료원은 또한 전납 도매를 운영하고 있어 신약 절차가 통과되었다고 하더라도 팜로드에 대한 공급 조건을 맞춰야 하는 부분이 있을 수 있다. 이러한 부분도 사전 공감과 조율이 필요한데 신약 심의 절차 시 팜로드에 대한 정책과 가이드라인을 사전에 파악하여 신약 통과 이후의 프로세스도 명확히 알아두는 것이 조금이라도 빠르게 신약 처방 시기를 앞당길 수 있는 좋은 방법이라 할 수 있다.

④ **가천대길병원**(기존 수의계약 참고 자료)
서해권역 응급의료센터와 권역외상센터를 운영하고 있는 대표적인 사립대학병원으로 2014년 국내 10대 연구 중심 병원으

로 선정되었다. 서울대, 세브란스병원과 함께 핵심 연구 개발 사업을 시행하는 TOP3 병원에 선정되어 지역사회 및 의료 발전에 상당한 공헌을 하고 있는 곳이다.

■ 의약품 신약 심의 주요 절차 및 내용

- 약사위원회 개최 건수 : 연 1회(6월에 접수하여 7월 또는 8월 개최).
- 신청 접수 방법 및 절차 : 각 과장에게 신청서 수령, 작성 후 약제팀 제출.
- → 각 과별 신약 3장, 용량 추가 2장 부여.
- → 동일한 성분의 약은 신약 신청서 작성 시 제출할 수는 있지만 보통 과에서 상정하기를 꺼려함.
- → 오리지널 제품이든 제네릭 제품이든 과에서 협의 후 신청서 제출하면 심의 대상으로 상정됨.
- 원외 코드의 신청 기준 : 경구제의 경우 보통 원외 코딩이 우선, 각 과별 협조전 통한 원내 코딩 가능.
- 다함량 제품에 대한 사용 기준 : 1~2개 제형 코딩 후 제형 추가 필요.
- 신약 심의 재신청 기준 : 부결 시 다음 신약심의위원회에 재상정 가능(보통 1회 약심에서 60~70개 내외로 심의하며 심의 통과율은 40% 정도).
- 소모 부진 품목의 처리 : 소모 부진 약품 선정 후 약사위원회에서 계속 사용 또는 원외 변경, 삭제 등으로 결정.
- 긴급의약품 사용 시 : 응급약 신청 사유에 적합해야 신청이

가능, 장기간 품절 시 공문 제출할 경우 제품 대체 심의.

가천대길병원의 경우 1년에 한 번 신약심의위원회가 열린다. 각 과에 배정되는 신약 신청의 숫자가 제한되는 만큼 철저한 사전 준비가 필요하다. 필자가 생각하는 병원 영업의 노하우는 결국 내가 중요한 고급 정보를 경쟁사보다 얼마나 더 많이 알고 있는지다. 고객에 대한 정보에서부터 고객을 둘러싸고 있는 주변인의 특징, 더 나아가 병원 업무 프로세스별로 사전에 준비해야 하는 사항 등 준비하고 또 준비해도 실수를 할 수 있으므로 이에 대한 별도의 관리장이 필요한 것이며 일련의 행동에서 느끼는 점과 개선할 점을 메모하여 이를 행동으로 옮기는 습관이야말로 리스크를 줄이고 내가 하고자 하는 큰 목표를 달성해 나갈 지름길이다.

⑤ **부산백병원**(기존 수의계약 참고 자료)

인제대학교 백병원은 서울, 상계, 일산, 부산, 해운대 백병원 5개의 병원을 운영하고 있다. 각 계열 병원마다 신약 일정과 내부 규정은 약간 상이하지만 우선 부산백병원의 신약 심의 절차에 대해 알아보고 그에 따른 제품 랜딩 절차를 알아보도록 하자.

■ 의약품 신약 심의 주요 절차 및 내용
 • 약사위원회 개최 건수 : 연 2회(6월, 12월 2회 진행).
 • 신청 접수 방법 및 절차 : 4주 전 신약상정과 주임과장에

게 용지 수령 후 작성해서 직접 약제부에 제출.

- 동일성분 약품 신약 신청은 불가하나 다음과 같은 경우에는 예외 적용

→ 제형(주사제, 경구제, 시럽제, 외용제 등)이 다른 경우.

→ 동일한 제형으로 허가 적응증이 다른 경우.

→ 동일 제형이지만 용법의 장점이 인정되는 경우(서방형제제, 속방형제제) 또는 제법이나 사용법이 달라 사용상 이점이 인정되는 경우 (예 : Prefilled Syr, 구강붕해정, Microreservoir 형태 패치, 흡입제제의 종류 변경 등).

→ 현재 원내 사용 약품과 동일성분이지만 함량이 다른 경우.

→ 원내 사용 중인 회사에서 신청 함량을 생산하지 않을 때.

- 원외 코드의 신청 기준 : 특별한 기준은 없으나 원내 사용으로 요청할 때보다 통과율이 높음.

- 다함량 제품에 대한 사용 기준 : 별도의 기준은 없으며 신약 신청 시 심의를 통해 사용 가능.

- 신약 심의 재신청 기준 : 부결 시 다음 신약심의위원회에 재상정 가능(보통 1회 약심에서 40개 내외로 심의하며 심의 통과율은 70% 정도).

- 소모 부진 품목의 처리 : 3, 9월에 정리 DC 진행하여 코드 삭제.

- 긴급의약품 사용 시 : 긴급약품은 신약에 준하여 약사위원장과 병원장의 결재 후 사용하며 차기 약사위원회에 신약 신청을 하고 특별한 사유 없이 신약 신청서 미제출 시는 긴급약 사용을 중지함.

부산백병원의 신약 신청 기준에서 보면 동일한 성분의 약품 신청은 불가하나 제형이 다른 경우, 동일한 제형이지만 허가 적응증이 다른 경우, 동일한 제형이지만 복용상 편의성이나 기타 장점이 인정되는 경우는 신약 심의를 신청할 수 있다고 언급해 놨다. 즉 회사에서 출시될 제품에 대해서 기존 병원원내 외에서 처방되고 있는 제품의 분석이 필요할 것이고 우리는 어떠한 가치를 제공할 수 있을지에 대해 명확히 분석하고 접근해야 할 것이다. 이러기 위해서는 사전에 경쟁품 회사 분석 및 마케팅 부서와 협조하여 신제품을 랜딩시킬 수 있는 명분을 정리해 두어야 하며 신약 심의 절차에 따른 과별 제한된 신약 신청서 중에 본인의 제품이 선택되어 추천받을 수 있도록 지속적인 고객 접점 관리가 진행되어야 할 것이다.

05

일 잘하는 직원의 공통점

　우리는 무한의 경쟁 시대에 살고 있다. 우리의 고객은 한정적인 반면에 우리가 상대해야 할 경쟁사는 엄청나게 많은 것이 현실이다. 하루에도 수많은 제약사가 고객(Dr.)을 만나기 위해 진료실 밖에서 기다리고 있으며 이러한 만남을 통해서 새로운 고객 창출과 성장을 호시탐탐 노리고 있다. 이렇게 무수히 많은 경쟁을 물리치고 본인이 맡고 있는 지역에서 일 잘하는 영업 사원으로 인정받기에는 그만큼의 열정과 노력이 필요하다고 생각한다. 일 잘하는 영업 사원의 공통적인 업무 자세와 행동은 무엇이 있을지 살펴보고 내가 부족한 부분은 없는지 점검해 보는 계기가 되었으면 한다.

일 잘하는 영업 사원의 특징

1. 학습 목표와 계획의 설정

　가장 중요한 항목은 배우려는 학습 의지와 목표이다. 회사에서 하라고 하니까 하고 약간 관리가 안 되면 안 하는 직원과 내가 성장해서 이루려는 목표와 계획이 있는 영업 사원은 시작부터가 다르다고 할 수 있다. 내가 하려고 하는 목표가 구체적으로 무엇이고 이에 대한 나의 현실은 어떠한지 객관적으로 분석해낼 줄 알아야 한다. 내가 갖고 있는 현실은 크게 내가 맡고 있는 병원의 진료과 및 고객, 그리고 나의 품목에서 시작할 것이다. 고객별 처방 현황 분석이 가장 기초적인 답일 수 있는데 이러한 기초적인 분석이 안 되면 결국 내가 부족한 것이 무엇인지 명확히 알 수 없다. 즉 처방 현황 분석을 통해서 왜 경쟁사 약물을 처방하는지 고민하지 못하고 경쟁사 처방 품목의 전환을 이끌 수 없다는 이야기이다. 고객의 처방 현황에 따라 어떠한 처방 유형이 고려되는지 경쟁 품목 분석을 통해서 생각해 보고 내가 부족한 부분에 대한 학습 목표와 계획이 설정되어 있어야 한다. 예를 들어, 거래처의 의사는 환자의 복용 편리성을 주안점으로 두고 처방을 진행하는 고객 유형인데 오로지 경쟁사 대비 가격적인 측면만 강조한다면 전환 실패 확률이 높을 것이다. 반대로, 의사가 최신 의학 논문 저널의 검증되지 않은 약물에 대해서 초기 사용을 망설이는 성향을 가진 경우 타 유명 종합병원의 처방 사례를 한 장 한 장 정리하여 디테일 포인트로 삼는다면 좀 더 공감되고 설득력 있는 메시지로 다가갈 수 있을 것이다. 나의 현 상황과 내가 맡고 있는 거래처에 대한 냉철한 분석을 통해서 내가 부족한 부분이 무엇인지를 알고 이를 성장의 발판으로 만들기 위해서는 무엇을 어떻게, 언제까지 행동으로 옮기고 실천할지에 대한 계획이 설정되어 있어야 한다. 이러한 학습을 통한 성장 계획은 결국 내가 부족한 부분에 대한 명확한 진단이라고 할 수 있으며 고객을 좀 더 세분화된 유형으로 분류하는 작업이라고도 할 수 있다. 이렇게 근거 있는 성장 목표를 설정해 놓으면 내가 할 일은 자연스럽게 손에 잡히고 하고 싶은 일로 곧 실행에 옮길 수 있다.

2. 효율적인 시간 관리 - 고객의 동선 관리는 하고 있는가?

서두에서도 이야기했지만 담당하고 있는 거래처에 외래 진료가 종료될 시점이면 적게는 2~3명, 많게는 6~7명의 제약 회사 직원이 면담을 대기하고 있는 것을 많이 보아왔을 것이다. 여기서 하고 싶은 이야기는 결국 환경에 순응할 것인가 아니면 환경을 극복하고 내 것으로 만들 것인가 하는 문제이다. 고객은 병원 내에 있고 고객의 스케줄은 거의 시스템적으로 움직인다. 외래 진료 시간, 연구 시간, 강의 시간, 수술 시간 등 한 주의 업무가 거의 주어진 스케줄에 의거하여 움직이고 있는 고객들이 대부분이다. 그럼 이러한 상황에서 내가 할 일은 무엇이라고 생각하는가? 남들처럼 외래 진료를 마친 레드 오션

시간에 만나 나의 이야기에 귀 기울여 주며 소통의 시간을 보내려는 계획을 갖고 있는가? 안 그래도 외래 진료로 지친 시간에, 경쟁 회사의 이야기도 듣는 척 마는 척하는 상황에서 나의 디테일은 주위를 기울여 들어 줄 것이라고 생각하면 크나큰 오산일 것이다. 즉 최적의 시간을 찾아야 한다. 블루오션인 시간대를 찾아서 고객을 만나야 한다. 남들과 차별화된 경쟁력이 바로 시간 관리인 것이다. 본인이 주도하여 적절한 만남과 스케줄 관리를 진행하자. 남들처럼 주어진 외래 진료 시간에 만나 차별화되지 않은 메시지를 전달하고 이를 반복적으로 진행한다면 결국 남들과 같은 영업 사원으로 남을 수밖에 없다. 거래처를 2~3개씩 관리하는 직원의 경우 이러한 시간 관리는 더 절실하게 요구되는 항목이다. 시간 관리가 안 되는 직원의 경우 자칫 잘못하면 하루 만나는 고객의 수가 5명 이하로 떨어질 수 있는 가능성도 존재한다. 물론 한 번을 만나도 진솔한 면담을 갖기 때문에 콜 관리는 중요하지 않다고 말할 수 있지만 콜의 수는 처방 증대와 상관관계가 있다고 믿는 사람으로서 꾸준한 자기 관리를 통한 거래처의 시간 관리는 무엇보다도 중요한 항목이라고 말하고 싶다. 대부분의 일 잘하는 영업 사원은 바쁜 외래 진료 시간을 피해 정말 자신의 이야기를 고객이 들어 줄 수 있는 시간을 마련해 고객과 소통을 진행하고 있다고 생각해야 한다.

3. 전략적 마인드 – 환경을 탓할 것인가? 환경을 개척할 것인가?

거래처의 처방에 대한 분석이 완료되었다면 나의 현 수준도 분석할 수 있다. 즉 기존의 경쟁 시장에서 내가 경쟁 회사를 물리치고 성장할 수 있는 시장, 그리고 내가 시장 분석을 통해서 새로이 신규 고객을 창출하여 제시함으로써 거래처의 고객이 처방을 진행하는 데 아무 부담 없이 우리 품목을 사용해 주는 시장, 이러한 두 가지 유형의 시장이 있을 것이다.

①경쟁이 심한 기존 시장(red ocean) : 기존 약물 + 기존 경쟁사

②새로운 신규 고객 창출을 통한 신규 시장(blue ocean) : 기존 약품 + 신규 시장 / 신규 약품 + 신규 시장

1번 시장의 경우 고객 유형의 특성상 기존 의약품에 대해 제약사별 처방 비율이 어느 정도 정해진 경우가 흔하다. 경쟁사에서 품절이나 급여 삭제 등 이슈가 발생할 경우 처방 금액이 변할 수도 있겠지만 치명적인 잘못을 하지 않으면 처방 기조가 그대로 유지될 가능성이 더 높다. 그만큼 다른 경쟁사의 처방 금액을 우리 것으로 전환시키기 어렵고 시간도 많이 소요된다. 이러한 항목은 단기 급성장이 나올 수 없는 부분으로 인식하고 관리되어야 한다.

하지만 2번 시장의 경우는 좀 다르다. 2번과 같은 신규 시장은 우리의 고객이 미처 인지하고 있지 못한 시장을 알려주거나

신규 약품을 랜딩하여 신환자를 창출해내는 시장을 이야기할 수 있는데, 여기서는 기존의 약품을 갖고 본인이 분석하여 새로운 시장을 창출하는 방법을 논해 볼 것이다.

이러한 신규 시장을 개척하기 위해서는 결국 위에서 강조한 본인의 현 수준부터 분석되어야 한다. 고객별 처방 현황 분석을 통해서 왜 나의 제품을 쓰고 동일한 성분의 약품은 어떠한 경쟁사가 처방하는지 분석되어 있어야 한다. 이러한 분석을 통해서 나의 제품을 안 쓰는 이유를 찾아내야 한다. 병목 현상(bottle neck)의 부분을 찾아서 해소해야지만 나의 경쟁 시장에서 새로운 시장을 열 수 있는 것이다. 이러한 부분은 의외로 쉽게 찾을 수도 있다. 기존의 관행과 습관대로 처방을 이어오면서 고객의 관심도가 다소 떨어진 부분을 체크하여 환자와 의사에게 모두 득(得)이 되는 항목을 제시함으로써 경쟁 회사의 처방에는 전혀 지장을 주지 않고 우리 것을 추가해 처방하는 것이다. 어떻게 보면 기존 시장이라고 볼 수 있지만 신규 시장을 창출한 효과를 보게끔 만드는 시장이라고 하겠다. 예를 들어,서 이야기를 해 보면, 가령, 당뇨병 환자의 약 80%는 콜레스테롤 관리 부분에 대해서 위험인자를 갖고 있어 고지혈증약을 처방받아야 한다. 하지만 환자가 지불해야 할 약값의 부담 때문에 고지혈증약을 처방하지 않는 의사에게는 아무리 좋은 논문이나 최신 지견의 디테일 포인트를 이야기해도 쉽사리 처방을 이끌어내기가 어려운 측면이 있다. 왜 처방을 안 쓰는지를 명확

하게 인지하여 내가 극복해야 할 부분에 대한 논리를 만들어내
야 하는 것이다. 이게 바로 학습해야 할 포인트이고 이러한 부
분이 정리되어야만 실질적인 신규 시장을 창출할 수 있다. 이
를 전략적 마인드라고도 할 수 있는데, 결국 회사의 일방적인
메시지를 전달하는 것이 아닌 고객의 처방 유형이나 진료 환자
의 특성을 고려한 맞춤식 처방 명분을 정리하는 것이야말로 꼭
영업 사원으로서 갖춰야 할 항목이자 경쟁에서 살아남을 수 있
는 본인만의 경쟁력 있는 무기라고 생각한다.

06

고객에게 접근하기

고객단계 접근법

우리가 만나고 관리해야 할 대상은 결국 고객이다. 고객의 관점과 생각은 그만큼 중요한 항목이며 제품의 라이프 사이클과도 밀접한 관계가 있다. 이러한 고객의 반응과 피드백은 어떠한 특정 산업 분야에 해당되는 것이 아니라 공통적인 관심 사항이고 끊임없이 연구해야 할 주제라고 생각한다. 그러면 우리의 고객은 어떠한 생각을 갖고 있고 우리에게 어떠한 방향성을 줄 수 있는 것일까? 결국 이러한 답을 찾으려면 우리의 고객은 어떠한 특징이 있고 어떠한 행동을 하는지 파악해야 한다고 생각한다. 먼저 마케팅 관점에서 고객 분류의 개념을 살펴보고 이것을 우리가 당면하고 있는 과제에는 어떻게 적용하여 설명할 수 있는지 이야기해 보도록 하자.

■ 고객 분류

일반적으로 마케팅에서는 고객을 5단계로 분류한다.

첫 번째는 우선 우리 제품을 구매할 수 있는 모든 잠재적 구매 요인을 갖고 있는 고객이다. 우리 제품을 구매할 수 있는 가능성이 있는 사람들을 전부 고객이라 표현한 단계이며 원론적인 수준에서 '모든 고객'이라 말할 수 있는 단계이다.

다음으로 접촉 고객은 소비자의 의사 결정 과정에서 문제를 인식하고 정보를 탐색하여 구매를 결정하기까지 이 제품에 대한 인지도가 있는지 없는지를 기준으로 분류한다. 여러 가지 제품의 형태에 따라서 고관여 제품인지 저관여 제품인지를 좀 더 세분화하여 고객 유형을 분류할 수 있지만 여기서는 브랜드와 제품에 대해 선호된 인지도를 갖고 있는지 여부에 따라서 우리 제품에 대해 선호된 인지도가 있다고 하면 2단계 고객이라 표현할 수 있을 것으로 생각한다. 아직 파악되지 않은 잠재 고객 중 좀 더 제품과 접촉을 통해 인지된 선호도를 갖고 있는 수준의 고객이라 정의하고 싶다.

3단계 수준인 경험 고객은 한 번이라도 우리의 제품을 구매한 고객을 말한다. 앞 단계에 비해 우리 회사와의 소통에 있어 밀접해진 관계로 발전한 고객으로 우리 제품에 대한 태도를 만들어 가는 수준이라고 이야기하고 싶다. 제품에 대한 태도는 여러 가지 소비자 행동 요인을 발생시킬 수 있는데 제품에 따라 '실용적 기능인가?', '가치 표현적 기능인가?', '자기방

어적 기능인가?', '지식 기능인가?' 등에 따라 다르게 태도가 형성되며 이러한 태도와 구매 행동의 관계에 대해서도 많은 부분이 연구가 되고 있다. 즉 회사가 마케팅하려고 하는 제품에 대한 고객의 태도를 어떻게 만들어 갈 것인가라는 질문의 해답이 될 중요한 첫걸음을 내디딘 고객이라고 말할 수 있으며 여기서부터 실질적으로 매출이 발생되고 충성고객으로 발전할 가능성이 높아진다.

다음 단계는 4단계 고객인 재구매 고객이다. 회사로서는 경험 고객이 재구매할 수 있게 마케팅적인 메시지와 품질, 가격, 그리고 유통 전략의 개선을 통해 지속적으로 4단계 고객을 늘려 나갈 계획이 수립되어 있어야 한다.

마지막으로 5단계 고객이 바로 기업이 추구하고 있는 고객 관리의 최종 목표라고 할 수 있다. 이 충성고객 수를 얼마나 늘려 나가는지에 따라서 지속 가능 기업으로의 발전의 키가 달려 있는 것이다. 각 회사의 브랜드 이미지, 관련된 제품의 디자인 및 속성 부분에 관해 적극적으로 의견을 개진하고 소통을 주저하지 않으며 회사와 동반 성장하고 싶은 숨은 니즈가 있는 고객이라고 표현하고 싶다. 광고 문구 중에 "우리 회사 제품을 안 먹어 본 사람은 있어도 한 번 먹어 본 사람은 없다"라는 문구를 좋아하는데 회사 제품에 대한 자신감과 함께 그만큼 잠재된 충성고객이 많이 있다고 말하는 것 같아서 좋아한다. 결국 주어진 시장에서 얼마나 많은 충성고객 수를 확보하고 있는지가 기업의 핵심 성공 지표이다.

- 잠재 고객(고객 1단계) : '우리의 고객은 누구인가'에 대한 답이다.
- 접촉 고객(고객 2단계) : 선호 전 인지가 되어야 한다. 인지도 선호도가 브랜드 파워이다.
- 경험 고객(고객 3단계) : 접촉한 후에 한번 구매해 본 고객이다.
- 재구매 고객(고객 4단계) : '경험 고객이 어떻게 다음에 다시 이용하게 할 것인가?'에 답할 수 있다.
- 로열티 고객(고객5단계) : 최종적으로 충성고객을 만들어야 한다. 브랜드를 방어하는 고객이다. 예를 들어, 아이폰 쓰는 사람들은 아이폰을 욕하면 화내면서 방어한다. 브랜드를 방어, 추천, 광고하는 사람들이 충성고객이다.

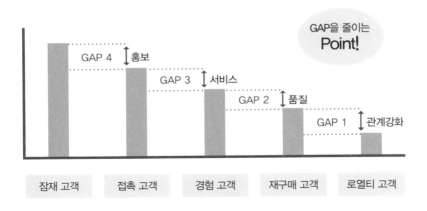

충성고객으로 발전시키기 위한 단계별 포인트

갭① 재구매 고객을 로열티 고객으로. 관계 강화가 비결이다.

갭② 경험 고객을 재구매 고객으로. 제품의 품질이 좋아야 한다.

갭③ 접촉 고객을 경험 고객으로. 판매 사원의 서비스가 좋아야 한다.

갭④ 잠재 고객을 접촉 고객으로. 홍보를 통해 인지가 되어야 한다.

   스타벅스는 Welcome, Green, Gold의 3가지 레벨로 나누어 차등혜택을 부여하고 있다. 이를 통해 재구매 고객이 로열티 고객이 된다. 유니클로는 좋은 품질과 기능성을 강조하여 경험 고객이 재구매 고객이 되게 만들고 있다. 매장의 판매 사원이나 보험 설계사는 친절한 서비스와 찾아가는 서비스로 접촉 고객을 경험고객으로 만들고 있다.

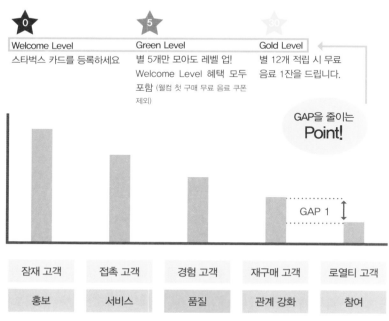

Welcome Level	Green Level	Gold Level
스타벅스 카드를 등록하세요	별 5개만 모아도 레벨 업! Welcome Level 혜택 모두 포함 (웰컴 첫 구매 무료 음료 쿠폰 제외)	별 12개 적립 시 무료 음료 1잔을 드립니다.

GAP을 줄이는
Point!

GAP 1

잠재 고객	접촉 고객	경험 고객	재구매 고객	로열티 고객
홍보	서비스	품질	관계 강화	참여

스타벅스 고객 단계 (출처 : https://www.starbucks.co.kr/)

아마존닷컴은 방대한 데이터베이스를 활용해 고객을 구분하
였다. 고객의 성(sex), 나이, 재산 정도, 직업 등 구매와 관련된
모든 기준을 바탕으로 어떠한 환경의 고객이 '어떤 물건에 관심
을 많이 가지고 있는지' 또는 '어떤 물건을 많이 사는지', '현재
의 트렌드가 고객에게 맞는지'를 분석한 결과를 바탕으로 해당
고객에게 맞는 '판매 전략'을 세운다. 아마존닷컴의 '고객 구분
전략'은 매출의 70% 이상을 재구매 고객으로 만들었으며, 이는

온라인 쇼핑 업계의 재구매율 평균 2배 수준이다.

매일유업은 2007년, CRM(고객관계관리)실을 개설하고 로열티 고객을 관리하기 시작했다. 신제품이 나오면 로열티 고객들에게 보내 준다. 제품을 배송할 때 대표이사의 감사 편지를 동봉하기도 한다. 출산을 마친 부모들에게는 아이들 교육을 위한 좋은 콘텐츠를 제공한다.

다비스 다이아몬드는 양성화된 다이아몬드 시장에서 국내 1등이다. 언더 마켓이 90%이다. 거래하는 전국 대리점이 500개 정도 된다. 다비스 다이아몬드의 사장은 경영전략을 매출이 가장 높은 60개 매장에 집중하는 것으로 바꾸었다. 이렇게 방문을 시작한 것만으로 매출이 150%가 되었다. '사장님'이 왔다고 그 자리에서 주문을 하였다.

골드만삭스, 네이버 등 내로라하는 기업들이 앞다투어 투자를 하고 있는 배달의민족도 처음에는 잠재 고객을 접촉 고객으로 만들기 위해 전단지를 구할 수 있는 오피스텔과 아파트 단지에 직접 발품을 팔았다. 전단지를 주우면 고객정보를 일일이 입력해 고객과 접촉할 준비를 했다. 김봉진 대표는 "우리는 대형포털이 하지 않을 것 같은 일에 주목했다. 말 그대로 그냥 일일이 줍는 일이었다."고 사업 초기를 회고했다.

이런 흐름에 따라 그간 온라인 채널에 밀려 고전하던 '방문판매' 사업자도 최근 '사람이 직접 가져다주는' 편리성을 앞세워 다양한 마케팅을 펼치며 제2의 전성기를 맞고 있다. 업계에 따르면 한국야쿠르트는 방문판매 채널을 활용해 자사 제품뿐 아니라 협약을 맺은 다른 회사 제품까지 판매하고 있다. 한국야쿠르트 관계자는 "제품이 생산되자마자 이른 시일 안에 소비자에게 전해지는 방문 판매의 장점 때문에 이미 유통 장악력을 지닌 대형 식품 회사들도 우리와 손잡으려 하는 것"이라고 말했다.

아모레퍼시픽도 화장품 방문판매를 하는 '아모레 카운슬러'의 수를 지속적으로 늘려 가고 있다. 80년대 1만 6,000여 명에서 2004년 2만 7,000명으로 늘어난 카운셀러는 2016년 12월 기준으로는 전국적으로 약 3만 5,000여 명이 활동 중이며 방문판매 경로의 고객만 약 240만 명에 이른다. 아모레퍼시픽 측은 "시장 환경 변화에 따라 매출 비중은 줄었지만, 매출액은 꾸준히 늘고 있으며 방문판매 채널의 중요성을 이전과 동일하게 보고 있다."고 말했다.

기사인용사이트 : 사례뉴스 (casenews.co.kr)

출처 : http://www.casenews.co.kr/news/articleView.html?idxno=2293

위 기사 내용을 근거로 하여 고객 단계의 분류 및 추구해야 하는 고객의 지향점이 확실해졌다고 할 수 있다. 물론 일반론적인 이야기라고 할 수 있지만 이를 통해 나의 고객을 정의하고 원칙과 기준에 맞게 고객관리를 하고 있는지 묻고 싶다. 이러한 물음에 답변할 수 있다면 계획성 있는 고객관리를 하고 있다고 평가할 수 있으나 만약에 이러한 개념이나 관리 도구가 없다면 그냥 병원에 고객을 만나러 다니고 있는 것이다. 물론 결과의 평가물이 잘 나오고 나름의 개인적인 신념이 있어서 별도의 관리 방법이 필요하지 않다면 이러한 접근법이나 이야기가 필요 없겠지만 병원에 있는 고객이 모두 나의 고객일 수 없고 우리 제품을 잘 쓰는 고객이라도 어떠한 상황과 주어진 위치에 따라 마음은 변할 수 있기 때문에 우리의 충성고객이 누구인지 분류하고 좀 더 차별화된 마케팅적 접근법과 시각이 필요하다고 생각된다.

■ 고객 5단계를 제약 회사 영업 사원 입장에서

그러면 위에서 언급한 일반론적인 분류 방법을 '나의 현장에서 어떻게 적용시키지'라는 질문이 나올 수 있을 것 같다. 이러한 질문을 함께 풀어가 보도록 하기 위해서 우선 회사에 속해 있는 품목에 대해 질환별로 제품 분석을 해볼 필요가 있다고 생각한다.

질환별로 처방가능과가 나올 것이고 주 진료과와 부진료과를 나눌 수 있을 것이다. 이러한 질환별 처방가능과는 이미 재직 중인 회사의 마케팅 부서나 학술팀 등에서 질환별 처방가능 품목으로 분류하여 교육 자료로 활용하고 있을 테니 이 부분을 참고하여 활용하면 좋을 것 같다.

위와 같은 방식으로 품목별로 분류가 되었다면 우선 우리 회사의 잠재 고객인 1단계 고객을 파악해야 할 것이다. 이때 고객의 분류 방법을 어떻게 설정할지가 중요하다. 예를 들어, 어느 특정 과에서는 쓸 수 없는 약물인데 일부 과의 의사만 국한하여 잠재 고객이라고 타깃을 설정하고 진행할지, 아니면 병원에 근무하는 모든 고객을 선정하여 관리를 진행할지를 고민하고 결정해야 한다. 고객의 기준점 설정이 무엇보다도 중요하다. 만약 잠재 고객의 분류를 병원에서 처방 권한을 가진 모든 고객으로 설정한다면 분류에 대한 기준이 명확히 정해져 있어야 한다. 설사 현시점에서는 우리 제품을 안 쓰고 있더라도 우리 제품과 관련된 신약 심의나 처방과 관련된 의사에게 영향력을 미칠 수 있는 이들까지도 잠재적인 고객으로 분류한다면 잠재 고객의 데이터와 관리해야 하는 명단은 커지겠지만 관리만 제대로 된다면 할 일이 좀 더 명확하게 손에 잡힐 것으로 생각한다. 결국에는 단계별 기준의 설정을 어떠한 식으로 할 것인가에 대한 고민이 제일 중요하다고 판단된다.

다음은 고객 단계를 키워드를 중심으로 분류하여 관리하는 방식을 설명해 보겠다. 예를 들어, 단순하게 만남을 주제로 고객을 분류해 보면 내가 맡고 있는 지역의 모든 의사 중 아직 방문하지 않은 의사를 고객 1단계로 설정할 수 있고 이제 막 만남을 시작한 단계를 2단계, 정기적으로 한 달에 1회 이상 만나는 단계가 3단계, 2주에 2~3회 정도 면담을 갖는 관계가 4단계, 그리고 마지막으로 주에 1~2회 면담을 지속적으로 진행하고 있는 관계를 5단계로 분류해 볼 수 있을 것이다. 이렇게 만남이라는 키워드로 간략하게 고객을 분류해 보고 고객 유형을 세분화해 한 달 혹은 주마다 할 일을 세워서 맞춤식으로 일을 진행한다면 내가 한 일에 대한 피드백도 명확해지고 사전에 짜임새 있게 계획을 설계할 수 있을 것이다.

아니면 경쟁에 관련된 키워드로 고객을 분류할 수도 있다. 시장에는 나와 경쟁하고 있는 회사가 있을 것이므로 같은 값이면 누굴 선택할지에 대한 문제가 생긴다. 이러한 조건값을 설정하여 고객의 단계를 분류해 볼 수 있는 것이다. 즉 1단계 고객은 아직 방문이 없는 단계이고 제안의 조건값을 비교하여 평가해 줄 수준도 아닌 관계이다. 어떻게 보면 우리의 입장에서는 남으로 생각할 수 있는 단계라 말할 수 있다. 제품 관련한 평가를 의뢰하기 어려운 관계라고 정의하고 싶다. 이러한 관계는 일정 기간 동안의 만남을 지속적으로 증대해 어느 정도의 라포를 형성할 필요가 있다.

다음 단계인 2단계 관계는 경쟁사와 비교하여 평가는 해 줄 수 있는 관계이나 우리 쪽의 제안이 더 좋지 않으면 경쟁사의 제안을 유지할 관계이다. 즉 비교하여 평가는 가능하나 우리 쪽을 굳이 선택하여 사용할 가능성이 높지 않은 단계인 것이다.

다음으로 3단계는 우리와의 만남과 라포가 어느 정도 형성되어 경쟁사와 비교하여 같은 값이면 우리 것으로 선택할 확률이 높은 단계를 의미한다. 이때 고객의 반응과 소리에 좀 더 집중하여 반응하여야 하며 이 중에 충성고객으로 발전할 가능성이 높은 고객은 회사 차원의 과감한 투자와 관리가 필요하다.

다음 단계인 4단계는 경쟁사가 제시한 조건이 이번 한 번은 솔깃할 수 있는 제안이지만 그동안의 관계 및 환경을 둘러싼 여러 요소를 고려하여 우리 것을 선택해 준 고마운 고객을 의미한다. 객관적으로 평가했을 때 경쟁사의 제품을 선택하여 사용하거나 마음을 바꾸는 것이 맞음에도 눈에 보이지 않는 심리적 · 기능적 · 관계적인 요소를 고려해 우리 제품을 선택하는 것이다. 제약 회사의 마케팅 측면에서는 이러한 요소가 제품 선택의 주요한 포인트로 작용할 수 있기 때문에 단순 가격 비교보다는 전체적인 이득처럼 판단되도록 많은 부분을 고객 설득의 주요 포인트로 활용하여 단계 등급 상향을 도모하고 있다.

다음은 마지막 단계인 고객 5단계로 우리 회사와 동고동락하여 서로 상생하는 관계이다. 우리가 힘든 부분에 대해 수시로 자문받고 이를 근거로 시장의 전략을 수립하여 나온 결과를 함께 고민하는 관계로 회사와 성장을 같이하는 수준이라고 할 수 있다. 내가 관리하는 고객이 모두 나를 걱정해 주고 어려움을 함께 고민하고 자문해 주는 관계라면 무슨 힘든 일이 있겠는가? 그만큼 어렵지만 꼭 만들어야 하는 단계인 만큼 지속적인 투자와 관리가 필요해 보인다. 글로써 다소 쉽게 정리된 것 같으나 실질적인 고객 5단계를 많이 가지고 있는 영업 사원은 정말 남들과 다르게 관리하고 소통했다는 증거의 결과임에는 틀림없다.

충성고객 만들기

1. 고객 가치툴 제안 활용법

흔히 직장인들이 많이 하는 휴식의 하나로, 점심 식사가 끝난 후 그들은 주변 커피숍을 찾아 시원한 아이스 아메리카노를 선택하여 먹곤 한다. 이렇게 선택하여 소비자가 먹는 제품에는 분명 선택할 만한 가치가 있다는 이야기이며 다시 말해 소비자가 의식적이든 무의식적이든 간에 가치를 인정한다는 뜻을 내포하고 있다고 생각한다. 개인 브랜드 커피는 약간 저렴한 반면 스타벅스 커피는 비싸고 줄도 길게 서 있는데도 왜 그곳을 찾아 소비하려고 하는 것인가? 이러한 부분에도 스타벅스가 갖고 있는 가치 제안에 소비자는 반응을 한다. 즉 스타벅스가 제공하는 매장의 분위기, 이용 접근성, 주요 고객의 취향 반영, 직원이 응대하는 방법 등 다양한 요소에 무의식적으로 충분히 돈을 더 낼 가치가 있다고 판단하기 때문에 약간 비싸더라도 지불할 용의를 갖는 것이다. 이러한 커피 한 잔에도 가치 제안에 공감하여 제품을 선택하는데 우리가 제공할 제품에 대해서도 분명히 어떠한 가치가 있기 때문에 의사 선생님이 선택하고 처방을 하는 것이지 않겠는가? 그럼 우리가 해야 할 일도 명확해졌다. 어떻게 고객이 필요로 하는 것에 가치 제안을 할 것인지를 알아보고 그에 따른 도구를 정리하여 실행하면 좋을 것이다.

가치는 다양한 형태를 취할 뿐만 아니라 다양한 원천으로부터 올 수 있다. 제품이 주는 혜택에서부터 품질, 광고나 홍보를 통한 제품의 이미지, 유통 경로, 관련된 서비스 등 다양한 요소를 통해 우리는 가치를 제공받고 그 제공받은 가치에 대해 반응하여 선택을 하곤 한다. 먼저 일반적인 방법의 가치 제안 도구를 빌려서 우리가 제공하려고 하는 가치를 설명해 보도록 하자.

2. 가치 제안의 구성 요소

■ 가치 제안 : 회사가 타깃 고객 그룹에게 주기로 약속하는 제품이나 서비스의 혜택과 가격을 명확하게 표현한 것

① 타깃 고객
누구를 대상으로 내놓은 제품이나 서비스인가?

② 혜택과 가격
이 제품이나 서비스를 구매할 경우 얻게 되는 혜택이 무엇이길래 어떤 가격을 지불할 만한 것인가?

③ 경쟁자의 가치 제안 대비 우월성
이러한 가치 제안을 혹시 경쟁자가 한다 하더라도 따라올 수 없다는 약속

④ 회사의 자원과 역량 대비 가능성
이러한 가치 제안의 약속이 약속으로 그치지 않고 현실화될 수 있는 기반

⑤ 적절한 수요와 수익의 증거
타깃으로 하는 고객 및 시장이 적절한 수요의 수준에 있어서 충분한 수익을 내줄 수 있다는 증거

(출처 : 김언수 TOP을 위한 전략경영 4.0 CHAPTER 9 371p)

전문의약품의 경우 정부 정책에 의거하여 제한되는 사항이 많이 있기 때문에 일반적인 방법으로 설명하기는 어렵지만 최대한 가치 제공 툴에 대한 학습을 통해 우리가 제공할 제품에 확신을 가지고 디테일을 더할 필요가 있다. 이러한 메시지는 지속적이고 정기적일 때 고객이 받아들일 가능성이 더 높다. 결국 우리가 아무리 좋다는 메시지의 가치 제안 도구를 제공한다고 하더라도 비정기적이거나 일순간의 메시지 전달은 고객에게서 받아들여지지 않을 가능성이 높다고 볼 수 있다.

3. 가치 제안 준비 작업

■ 타깃 고객

우리의 제품이 약사심의위원회를 통과하여야지만 병원 원내외에서 선택되어 처방으로 이어질 수 있는 것이기 때문에 타깃 고객, 즉 우리 제품을 주처방으로 쓸 의사에 대한 정보와 고객 특성에 맞는 맞춤 준비물이 필요할 것이라고 생각한다. 특히 경쟁사들이 너도나도 경쟁품을 약사심의위원회에 올리려고 노력할 것이고 또한 심의 권한을 가진 해당 과의 과장님이나 DC 위원장님들은 한정된 신청서 중에 어느 제약사를 선택하여 정기/응급 DC에 올려 줄지를 고민할 것이기 때문에 타깃 고객의 특성을 명확히 이해하고 그에 맞는 가치를 정리하여 제공할 필요가 있는 것이다.

▪ 제품으로부터 받는 혜택

우리 제품으로부터 받는 혜택은 결국 의약품이므로 환자가 얻을 수 있는 혜택이 가장 큰 고려 사항이 될 것이다. 신약 심의를 신청하려고 하는 진료과에서도 이러한 부분을 가장 우선시하고 선택할 가능성이 높기 때문에 앞에서 이야기한 경쟁사 대비 아니면 기존 제품 대비 우리 제품의 우월성과 제공할 수 있는 회사의 자원, 역량을 상세하게 설명할 필요가 있다. 실제로 구체적인 사례를 들어 머리와 마음으로 공감되게끔 설명해 준다면 어떤 혜택인지 명확히 손에 잡히듯이 이해될 수 있다고 생각한다. 환자의 복용 편리성과 안전성, 그리고 제품을 선택하여 처방함으로써 진행될 향후 일정에 대한 구체적인 내용과 청사진을 명확하게 제시한다면 우리 제품을 선택하여 신약심의위원회에 추천할 것이라고 확신한다.

▪ 가격 정책에 따른 선택

의약품은 정부에서 정해 주는 품목별 가격 제도를 사용하고 있기 때문에 제약 회사 임의로 가격을 책정해 유통시킬 수 없다. 하지만 개별 품목에 주어진 보험 약가에 대해 병원이 책정해 놓은 할인과 관련된 제한이 있을 수 있기 때문에 사전 신약 심의신청 시 면밀하게 고려해야 할 것이며 특히 중소형병원이나 세미병원의 경우 전납 도매가 있어 병원 납품에 대한 할인 조건을 제시하고 있기 때문에 이와 같은 가격 할인 요인도 사전에 회사와 긴밀히 조율해 처방 코드가 빠르게 잡힐 수 있도록 노력해야 한다.

결국 가치 제안도 우리가 갖고 있는 제품과 서비스가 다른 경쟁사에 비해 경쟁 우위를 갖고 있으며 우리 제품을 선택하여 사용함으로써 유무형의 가치 혜택이 따라올 것이라는 확신과 믿음이 제품 선택의 첫 번째 요소일 것이라고 생각한다. 가치는 눈에 보이는 것이 아니므로 고객과 나의 믿음의 연결고리라 할 수 있는데 얼마나 고객이 가치 제안을 믿고 우리 제품을 선택할 것인가의 문제를 넘어 가치 제안의 믿음을 어떻게 확산시키고 굳건히 충성고객으로 만들어 가야 할지는 계속해서 고민해야 하는 사항일 것이다.

예측 가능 영업 만들기

1. 주어진 목표, 어떻게 달성할 것인가?

결국은 다시 숫자 이야기로 돌아올 수밖에 없는 것인가? 글을 쓰면서도 과거에 느끼고 있던 숫자의 압박감이 지금도 머리를 스쳐갈 만큼 영업부 직원에게는 숫자로 된 목표의 달성 여부가 굉장한 압박 요인이다. 잘되면 기분이 좋겠지만 안 되면 그만큼 감내해야만 하는 부담감이 커진다. 그러면 주어진 목표 혹은 내가 주도적으로 설정한 목표를 어떻게 달성할 것인가? 이에 대한 해답은 내가 달성하려고 하는 목표를 아무 계획 없이 무턱대고 이루겠다는 망상을 갖고 있는 것이 아니라 고객에 대한 세분화 작업을 통해 실현 가능한 목표를 설정하고 이런 부분들의 합이 전체의 합을 이룰 수 있도록 우리의 목표를 설계하는 데 있다. 근거 있는 예측이 가능하려면 고객에 대한 설정 목표를 달성했는지 여부를 놓고 판단해야 한다. 근거 있는 예측이 결과로 이어지고 결과에 대한 확률이 높아진다면 예측 가능한 영업 활동이 될 수 있다고 판단한다. 물론 근거 있는 예측 영업이 쉬운 일은 아니다. 이러한 나의 의견에 반대하거나 무의미한 일이라고 여기는 사람도 있을 수 있다. 영업이 숫자만 좋으면 되지 무슨 사전 설계가 필요하며 한 일에 대한 점검과 일련의 과정 관리는 뭐 하러 하냐고 생각하는 분들도 있을 것이다. 물론 어느 것이 정답이라고 결론 내릴 수 없는 상황이다. 하지만 나는 영업에는 왕도가 없으니 누구의 방법이 옳고 그르고 한 이야기가 아니라 체계적인 영업 방법에 대해 이야기하고 싶은 것이다. 선택의 자유는 직접 영업을 하고 있는 담당자의 몫이라 해도 현장에서 일하는 방법에 대한 기본적인 항목을 말해 줌으로써 이를 적용하여 적어도 중상위권 이상의 실적은 거둘 수 있도록 돕고 싶다. 준비 과정에 기존에 하지 않는 과정이 추가되어 복잡하다고 생각할 수 있지만 내가 하는 일에 대해 예측 가능한 결과물을 창출하고 실질적인 성과로 이어질 수 있다면 이보다 더 좋은 방법은 없다고 생각한다.

2. 예측 가능 영업의 성공 툴

① 고객 단계의 분류

먼저 무엇보다도 고객 유형을 세분화하여 분류해 놓아야 한다. 고객 유형은 결국 담당자의 몫이고 이를 어떻게 세분화하는가에 대한 부분도 영업을 하는 담당자의 몫이다. 고객을 분류하는 방법에 대해서는 일전에 언급한 것과 같이 만남의 빈도수와 매출액 등 다양한 분류 기준을 통해 얼마든지 설정할 수 있다고 생각한다. 하지만 분류 기준을 설정할 때 가장 중요한 것이 내가 무엇을 하려고 하는지도 고려하여 기준에 반영하는 것이다. 그렇지 않고 분류 기준을 잘못 선택할 경우 실질적인 고객이 빠져 있든지, 아니면 기준에 의해 고객 단계는 높지만 평가를 해보았을 땐 낮은 등급의 고객으로 평가된다든지 여러 가지 애로사항이 생길 수 있다. 그러므로 계획성 있는 영업 활동이 되려면 이러한 고객 단계의 분류 기준 설정에서부터 내가 이루려고 하는 목표에 맞는 기준인지 체크해 보고 분류 작업을 진행해야 하고 모든 일에 예외가 있으니 예외 사항에 대한 분류 및 평가 기준도 설정해 놓아야 할 것이다.

② 고객별 목표 계획

일단 고객이 분류됐으면 각 고객마다 내가 하려고 하는 목표에 대한 설정값을 정해야 한다. 내가 맡고 있는 지역의 고객별 처방 현황이 어떠한지 분석한 것을 기초로 하여 올해 또는 반기, 분기 목표의 값을 설정한다. 예측 가능성을 높이려면 일 단위, 주 단위 목푯값을 설정하여 움직이는 것이 확실하겠지만 예측 가능성도 결국 성과를 내기 위한 과정의 한 부분이므로 너무 세밀한 단기 목표는 지양한다. 주로 월 단위 마감을 진행하므로 이를 근거로 한 월 단위의 단기 목표를 설정하여 사전 준비물을 체크하고 실행하는 것이 좀 더 도움이 될 듯하다. 이러한 단기 목표에 대한 설정값을 분기 및 연간 목푯값으로 환산하여 전체적인 큰 틀에서 현재의 단기 목푯값을 달성 못 해도 추세 분석을 통해 계획대로 맞게 가고 있는지 방향성은 점검해 볼 수 있을 것이다. 너무 단기간의 목표에만 집중하다 보면 큰 것을 잃어버릴 수도 있기 때문에 고객의 상황과 반응을 고려하여 장기 목표 달성 방안을 고민해 보거나 현재의 상황에 예측 가능한 값이 나올 수 있도록 전략 및 실행 계획에 대한 개선안을 고민해 보는 것이 미래를 대처하는 우리의 마음가짐과 자세라고 할 수 있다.

③ 점검&피드백 평가 도구

결국 가장 중요한 것은 내가 계획하고 있는 일에 대한 측정과 평가 부분이다. 월초에 하기로 한 일을 월말이 되기 전에 점검하고 이를 근거로 피드백하는 일을 '도구'라고 표현해 보았다. 예를 들어, 고객과의 단계 상승과 신약랜딩을 통해서 이번 달 처방 금액이 약 5백만 원 증대될 것으로 가정해 보자. 그렇다면 위의 단계별 분류에 따른 단기 목푯값이 5백만 원 증대할 것으로 예측되고 있을 것이고 이에 대한 근거도 잘 정리되어 있을 것이다. 이러한 가정 속에서 실질적으로 고객과의 약속된 금액이 처방 나왔는지 안 나왔는지 확인하고 피드백하는 시스템이 매우 중요하다고 생각한다. 이 점검과 사후관리가 영업 활동의 모든 답이라고 할 수 있다. 내가 예측한 결과가 나온 거래처나 고객에게는 반드시 달려가 감사 인사를 해야 하고 그렇지 못한 고객의 경우에는 어떻게 나의 방향과 목표에 맞도록 끌고 올수 있을지 고민하여 앞으로의 만남이나 사전 준비물에 대한 변화를 재점검해 볼 필요가 있을 것이다.

장황하게 이야기했지만 결국 답은 내가 하기로 한 일에 대한 목푯값이 있는지, 그 목표에 근거가 있는지, 목표에 대한 예측은 얼마가 되는지, 이후 나온 결괏값에서 점검할 사항은 무엇이 있는지에 대해 지속적으로 자기 자신에게 피드백 줄 수 있는 도구를 마련하여 실행하여야 한다는 것이다. 물론 자신이 계획한 대로 영업이 잘되면 무슨 말이 필요가 있겠는가? 하지만 우리는 현장의 최전방에서 고객을 만나 소통하는 영업 사원이고 잘 알고 있듯이 고객의 마음은 또 언제든지 바뀔 수 있다. 우리가 계획하고 설정한 대로 흘러가기가 쉽지 않다는 점을 그동안의 영업 활동이나 선후배님들의 이야기를 통해 몸에 기억하고 있을 것이다. 이러한 이유를 근거로 하여 내가 계획한 목푯값에 대한 예측이 빗나갈 수 있는 경우의 수를 최대한 줄여 단기간의 예측 확률을 높일 수 있는 고객 소통 방법을 개발해야 한다. 또 본인의 고객 중 예측과 다소 떨어진 고객은 어떻게 관리할 것인가도 나의 피드백 점검 과정에 들어가 있어야 할 것이다.

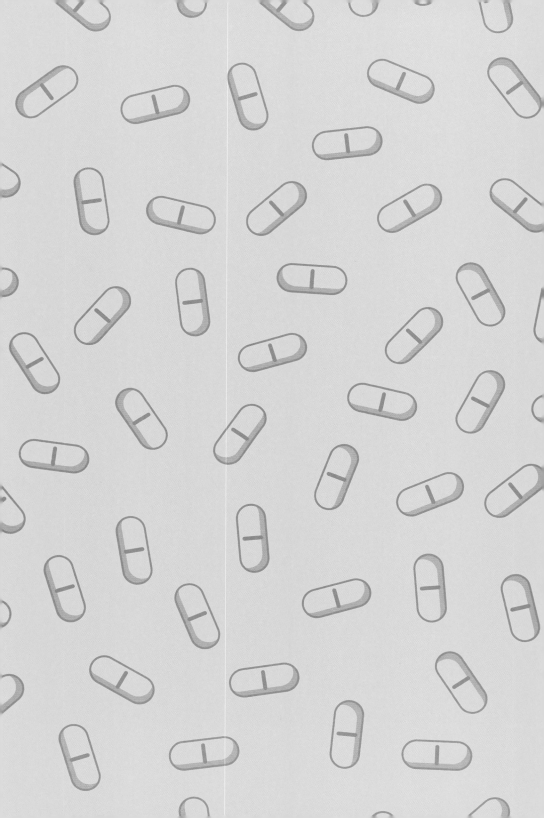

PART 03

도전 신약랜딩 100%

07

신약상정 흐름도

무엇을 어떻게 준비할 것인가?

영업 사원의 입장에서는 어떻게 해서든 본인이 속한 회사의 제품을 병원에 랜딩시켜 처방을 이끌어내고 싶을 것이라 생각한다. 이 목표를 달성하기 위해서는 본인이 담당하고 있는 병원에 랜딩시키고자 하는 품목의 구조적 특징을 알고 병원 내부의 신약상정 절차 및 구매 프로세스에 대한 이해를 통해 적재적소에 필요한 항목을 준비하여 최종 처방 코드가 생성되기까지 흐름을 놓치지 않고 몰입해야 할 것이다. 다시 말하면 반드시 우리가 상정한 의약품이 백전백승하여 최종 통과될 수 있도록 사전 준비 및 제반 규정에 대한 완벽한 이해가 필요하다는 것이다.

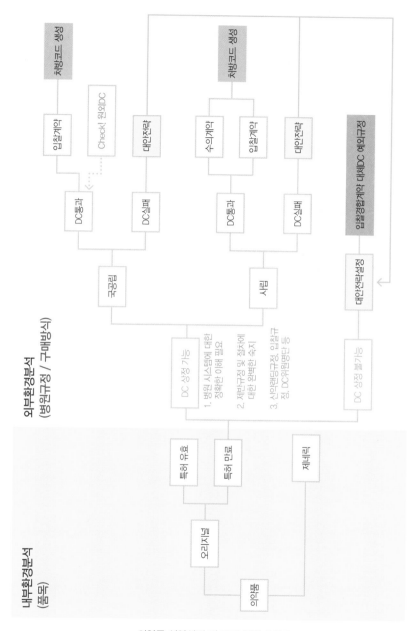

의약품 신약상정 및 구매 절차 흐름도

먼저 의약품의 내부적 특징을 분석해 보고 병원을 둘러싸고 있는 외부 환경 분석(병원 규정/구매 방식)을 살펴보는 형식으로 이야기를 풀어나갈 예정이다. 이를 통해 전체적인 큰 그림을 이해하고 좀 더 세부적인 특징과 항목은 개개인이 담당하고 있는 병원에서 좀 더 정확하게 살펴본 뒤 업무에 임했으면 한다.

1. 내부 환경 분석(품목 분석)

먼저 본인의 제품이 오리지널 제품인지 아니면 제네릭 제품인지 구분을 할 줄 알아야 한다. 너무 간단한 작업이긴 하지만 이러한 유형 분류에서부터 시작점이 다르다고 볼 수 있기 때문에 개념에 대한 정립이 반드시 이루어져야 한다. 제품 분류에 따라 병원 신약신청 규정 및 프로세스는 전부 다르게 설정되어 있다. 우리 제품이 어디에 해당되고 어떠한 시스템을 쓸 것인가를 설정하여 진행하여야 한다. 예를 들어, 오리지널 제품이라고 하면 일부 병원의 경우 주요(major) 병원(서울대, 세브란스, 아산, 삼성, CMC 등)에 랜딩한 제품이어야 하고 실제로 사용되고 있는지에 대한 근거 자료를 신약 신청서에 첨부하도록 요구하는 병원이 있다. 이럴 경우 근거(레퍼런스)를 삼을 만한 데이터가 필요한데, 이러한 규정을 모르고서 섣불리 덤볐다가 낭패를 볼 수 있으므로 사전에 이러한 특징을 잘 알고 어떠한 부분을 준비해야 하는지 정리하여 접목시켜야 한다.

일단 오리지널과 제네릭 제품이 구분이 되었다면 오리지널 제품은 특허 만료 유무를 놓고 다시 한번 정리를 해놓아야 한다. 특허가 만료되었다는 이야기는 제네릭 제품과 경쟁을 해야한다는 조건이 생기는 것을 의미하므로 더 유리한 방식이 무엇인지 점검할 필요가 있다. 특히 국공립 병원의 경우 특허가 만료되면 제네릭 제품과 입찰 경합으로 진행될 가능성이 매우 높으므로 이에 대한 사전 준비 작업인 스펙 단독 지정을 통해 입찰을 준비해야 한다. 반면 제네릭 제품은 이와 정반대의 상황에 놓일 수 있다. 병원 규정상 제네릭 제품이 별도로 들어올 수 없는 입찰 병원이라면 어떻게 해서든 입찰 경합으로 스펙을 풀어서 낙찰업체와 협상을 통해 본인의 제품을 병원에 들이기 위한 새로운 방안을 설정해야 할 것이다.

정리해 보면 본인이 랜딩시키려는 의약품의 특성을 명확히 살펴보고 오리지널과 제네릭 제품의 분류와 특성을 정확히 이해하여 특허 만료 유무에 대한 전략적인 선택을 통해 병원 유형에 맞는 전략을 설정해야 한다. 이러한 프로세스를 이해하지 못하고 무작정 덤볐다가는 중도에 탈락하고 말 수 있으므로 신약으로 신청하려고 하는 의약품에 대한 정확한 이해는 필수적이다.

2. 외부 환경 분석(병원 규정/구매 방식)

　본인의 제품 분석을 끝내고 나면 병원 규정에 따라 상정이 가능한 품목이 있을 것이고 신약상정이 불가능한 품목이 있을 것이다. 만약 제네릭 제품을 넣고 싶은 상황이라면 이미 다른 경쟁 회사에서 신약랜딩을 완료한 경우 1+1의 병원 규정에 해당되어 본인의 제품을 DC에 상정할 수 없는 조건에 놓이게 된다. 이럴 경우 대안 전략을 설정하여 별도의 다른 방법을 강구해 봐야 한다.

　하지만 반대로 본인의 품목이 신약랜딩 조건에 해당하여 진료과에 추천을 받을 수 있는 상황이라면 이때부터 병원 규정과 DC 절차에 대한 완벽한 숙지를 통해 준비해야 할 항목을 점검하고 실행해 나가야 할 것이다. 담당병원에 대한 구매절차(입찰계약/수의계약)에 대한 완벽한 숙지를 통해 사전준비해야 할 항목들을 점검하여 DC상정에 따른 내가할일을 주도적으로 계획하여 실행하여야 한다.

　이렇게 본인이 맡은 병원의 의약품 구매 절차가 입찰인지 수의계약인지 분류하고 구매 절차에 따라 DC 통과가 되지 않을 경우는 어떠한 대안 전략을 실행할 것인지 고민해야 할 것이다. 실제적으로 사립병원의 입찰 구매 방식은 DC가 통과되면 통과된 제품을 구매해 주는 입찰 방식(상품명 입찰 : 낙찰 도매상이 병원이 구매하고자 하는 의약품을 변경할 수 없음)인 반면에 국공립 입찰 병원의 경우 스펙이 단독인지 경합인지에 따라 본인의 제품이 DC에 통과됐더라도 낙찰 도매의 선택권이 있기 때문에 최대한 단독 지정을 받아 DC에 통과될 수 있도록 사전 업무 관리를 진행해야만 좋은 결과를 얻을 수 있다.

본인의 제품에 대한 분석을 더하여 병원 내부의 규정에 대입해 가능한 방법이 무엇이고 그 절차에 따른 리스크는 무엇인지 머릿속으로 그려 보는 시뮬레이션을 통해 변수를 체크하며 영업에 임해야 한다. 그래야만 백전백승할 수 있다. 주위의 경쟁사는 할 때마다 통과인데 나는 안 되는 이유는 기본기의 차이일 경우가 굉장히 크다. 정리해 놓은 부분을 바탕으로 큰 그림을 그려 보고 개별 병원에 대입해 좀 더 발전적인 아이디어를 발굴했으면 한다.

08

신약상정 프로세스

신약 랜딩 프로세스

영업을 담당하고 있는 직원이면 누구나 담당하고 있는 병원의 시스템을 잘 파악하여 기존에 처방되고 있는 제품의 실적 증대에 더하여 원하는 제품의 신규 랜딩을 통해 성과를 내고 싶을 것이다. 그러기 위해서는 먼저 내가 가지고 있는 제품의 유형 및 특성부터 분류되어야 한다. 기존에 들어가 있는 품목은 무엇이고 신규로 랜딩해야 하는 품목은 무엇인지 가이드라인을 뽑아 다가올 DC(신약심의위원회)에 어떠한 제품을 어떠한 과에서 추천받아 통과시키고 성과를 창출할지를 결정할 수 있는 중요한 사전 작업이 반드시 계획되어 있어야 한다. 먼저 우리가 출시한 모든 의약품 중 아직 내가 맡고 있는 병원에 코드가 생성되지 않은 모든 제품을 신약이라 규정해 놓고(회사의 제품 중 아직 랜딩시키지 못한 모든 제품을 신약이라고 지칭함) 오직 신약랜딩의 관점에서만 상정, 진행, 통과의 주요 포인트를 점검해 보면서 그에 따른 업무도 함께 체크해 보았으면 한다.

1. 제품 유형의 분류

먼저 새로이 이번 정기 신약심의위원회에 상정시키려고 하는 품목에 대한 유형이 오리지널 제품인지 제네릭 제품인지 분류되어 있어야 한다. 왜냐하면 병원마다 제품의 신약 심의 규정이 상이하기 때문에 특정 병원에서는 허락이 되지만 내가 맡고 있는 병원에서는 신약 심의 대상이 아니거나 아예 추천도 못 받을 품목일 수 있기 때문에 이러한 규정에 해당하는 제품인지 확인이 필요하다. 조건값에 충족되는 제품이라면 신약 신청을 추천받을 과를 선정해 어떠한 교수님에게 추천서 작성을 의뢰할지가 손에 잡히지만 병원의 규정에 맞지 않는 제품의 경우 사전 예외 규정이라든지 다른 방법의 랜딩 과정을 자문받아 진행해야 한다. 한마디로 첫 단추부터 잘 꿰어야지 일도 수월하게 진행될 수 있다는 이야기이다. 따라서 먼저 내가 가지고 있는 무기(제품)의 특성을 잘 분류하고 어떻게 공략할지를 고민해야 한다. 제품에 대한 유형 분류를 해놓지 않고 규정상 안 되는 것인데 신약 심의 일정을 준비했다가는 낭패를 볼 확률이 높다.

2. 신약랜딩 과정

① 상정 과정

먼저 자신이 가지고 있는 제품의 유형을 분류하여 병원의 신약 규정에 적합한 제품이라고 판단되었다면 상정과를 어디로 할지 고민해야 한다. 예를 들어, 혈압약의 경우 다양한 진료과에서 처방할 수 있는 제품이긴 하지만 주로 처방하는 진료과가 있을 것이고 약물 선정에 관여하는 주요 의사(Dr.)가 존재할 것이다. 이런 식으로 상정하려고 하는 진료과를 주 진료과로 선정할지 아니면 부진료과(처방량이나 환자 비중이 상대적으로 덜한 진료과)의 추천을 받을지 자문을 진행해야 한다. 이러한 소통 과정에서 제품의 우위성 및 차별화된 포인트를 정리하는 것과 본인이 알고 있고 파악한 정보가 맞는지 다시 한번 체크하는 것이 중요하다. 병원 규정은 보직자의 변경이나 기타 이슈로 언제든지 바뀌고 수정될 수 있기 때문이다. 약제과 자문을 통해 신약랜딩의 가이드라인을 잡고 여러 가지 변수에 대비해 사전에 약제부의 공감을 끌어내야 한다. 이러한 약제부의 공감 과정은 신약랜딩에 매우 중요하기 때문에 별도로 설명을 진행할 것이다.

> **상정 체크 포인트**
> 상정과는 어디로? (주 진료과 or 부진료과)
> 제품의 득(得) 정리
> 약제부 사전 공감

② 진행 과정

일단 신약심의위원회에 신약을 랜딩하는 것으로 추천서를 받아 제출했다면 최종 심사일까지 지속적으로 관심을 기울이고 해야 하는 일이 있다. 바로 DC 위원 관리다. 보통 병원에는 약사심의위원회 소속의 신약 심의를 담당하는 위원장과 위원이 정해져 통과 여부를 결정하고 해당 결과에 대해 주어진 절차에 따라 후속 조치를 밟게 된다. 이 진행 과정을 거쳐 최종 통과의 결과가 나오기까지 끊임없는 업무 피드백 및 과정 관리가 필요하다. 이때 가장 중요한 것이 교통정리라고 할 수 있는데, 예를 들어, 본인의 제품이 주 진료과의 선택을 받지 못하고 부진료과의 추천을 받았을 경우 주 진료과에서 괘씸죄로 제품의 통과에 영향을 미칠 수 있다. 아니면 신약심의위원의 사전 공감대를 형성하지 못한 상황에서 왜 신약이 통과되어야 하는지 설명을 해 줄 교수나 의사가 없어 일이 수포로 돌아갈 수도 있다.(제약 회사 직원과의 관계 때문에 부진료과에서 추천은 해주었지만 그 후 팔로우 업을 하지 않아 신약랜딩 실패가 되는 경우를 자주 접하게 된다) 이는 전부 소통 부재와 교통정리 미숙에 따른 리스크이다. 이러한 리스크를 사전에 관리하지 않고 신약 심의 일자까지 방치하게 되면 신약 통과 여부는 장담할 수 없다. 또한 추천해 주는 상정과와 약제과의 관계에서도 본인의 제품이 왜 필요한 약물인지 명확하게 소통되도록 준비를 해줘야 하며 추가적인 리스크가 발생할 경우, 통과가 안 될 경우의 대안도 사전에 설정되어 있어야 한다. 이렇게 진행 과정을 준비하는 것은 결국 리스크를 줄여 통과라는 결괏값을 받기 위한 관리이기 때문에 반드시 최종 심사일까지 고삐를 늦추지 말고 확인해야 할 중요 체크 포인트이다.

진행 체크 포인트
DC 위원 관리
이해관계자 교통정리
실패 시 대안 전략 고민
리스크 발생 시 약제과 공감 능력

③ 통과 과정

최종 신약심의 일정이 되었다면 내가 추천받은 신약에 대해 신약심의위원회에서 반드시 사용이 필요한 약물이라는 논리를 설명해 주고 동의해 줄 DC 위원을 반드시 관리하여야 한다. 놓치지 말아야 할 내용이, 항상 변수(의사가 수술이나 병원 일정으로 신약심의에 직접 참여하지 못하는 경우)가 발생할 수 있기 때문에 이에 대한 대안 전략도 마련해 두어야 한다. 사전에 다른 DC 위원을 공감시켜 우리 약물의 우위성과 필요성에 대해 설명해 드리고 이해시켜 나의 아군을 적어도 2~3명은 만들어 놔야 한다는 이야기이다. 통과가 확실히 손에 잡히는 그날까지는 하나하나 빠짐없이 관리를 해나가야 한다. 이러한 철두철미한 과정 관리야말로 신약랜딩 100%라는 결과를 이끌 수 있는 원동력이 된다고 말할 수 있다.

통과 체크 포인트
DC 위원 참석 여부
DC 위원 중 내가 통과시킬 약물의
필요성에 공감하는 위원 수는?
약제과 공감 작업

3. 도전 신약랜딩 100%

병원 영업은 결국 내가 얻으려고 하는 결과를 설계도로 얼마나 예측 가능하게 그릴 수 있는지에 대한 싸움이다. 앞에서 이야기한 과정의 설계 없이 신약랜딩이 통과되어 처방이 가능하도록 되는 경우도 있다. 하지만 병원 규모가 크고 경쟁이 치열한 품목일수록 병원을 둘러싸고 있는 약품의 규정은 까다롭고 신약을 랜딩하는 것이 여간 어려운 일이 아니다. 이러한 치열한 영업 환경 속에서도 주어진 업무 환경을 잘 설계하여 위기를 극복하고 신약을 랜딩시켜 처방을 활성화하는 제약사가 있는 반면 한 해가 다 지나가도록 신약 한 번 추천받지 못하고 기존에 있는 제품 유지하기도 어려운 제약사도 있는 것이다. 나는 어떻게 일하고 성과를 인정받을 것인가는 내가 할 일에 대한 사전 설계를 통해 주요 체크 포인트를 관리하여 리스크를 없애는 데 달려 있다고 생각한다. 그럴수록 최종 목푯값인 신약랜딩 통과 100%에 가까워지는 것이다. 물론 힘든 작업인 거 인정한다. 하지만 이러한 과정의 관리 없이 수많은 제약사를 뚫고 내가 No.1이 되는 것은 매우 어려운 일임에는 틀림없다.

신약을 둘러싼 이해관계자

　이번에는 신약을 둘러싸고 있는 나의 현실적인 환경 속에서 어떠한 부분을 내 것으로 만들어 가야 하는지를 이야기하고 싶다. 회사에서 출시할 제품이 오리지널 제품인지 제네릭 제품인지에 따라 접근법이 약간 상이할 수 있지만 국내 제약사를 기준으로 하여 영업을 하고 있는, 아니 좀 더 자세히 이야기하면 제네릭 제품의 신약랜딩을 위한 환경적인 부분을 이야기해 보고자 한다. 이러한 환경적인 요소를 극복해야만 우리 회사의 제품이 경쟁 회사를 이기고 병원에 입성할 수 있음을 명확히 인지하고 업무에 임해 주었으면 한다.

　병원 영업을 하다 보면 환경적인 요소의 제약이 많다는 것을 알 수 있다. 한마디로 이해관계자들이 많다는 이야기이다. 이러한 이해관계자들을 극복하지 않고 본인의 신약이 병원 약사 위원회를 통과하기는 굉장히 힘들 뿐만 아니라 실제로 통과되더라도 처방 코드 생성과 같은 신약 통과 후의 내부 프로세스 문제로 여러 변수들이 발생할 수 있다. 이러한 문제가 발생할 경우 한없이 기다릴 것인가? 아니면 이해관계자들을 공감시켜 내 편으로 만들어 하루라도 빨리 신약 처방이 가능하도록 주어진 환경을 이겨낼 것인가? 이게 영업 사원의 능력으로 풀 수 있는 문제라면 반드시 도전해야 하고 다소 힘든 부분이 있더라도 극복해 나가야 하는 일이다. 이런 능력이야말로 영업을 잘

한다 못한다를 가르는, 눈에 보이지 않는 능력으로 관리자에게 인정받을 수 있음을 명확히 알아야 할 것 같다.

1. 신약 추천 신청과

신약을 추천해 주는 신청과가 어떻게 보면 제약 회사 입장에서는 가장 중요한 고객일 것이다. 왜냐하면 보통 약사심의위원회에 상정하는 신약 추천서는 과별로 추천할 수 있는 숫자를 제한해 놓는다. 제한된 시간에 제한된 인원으로 심사를 진행하다 보니 무분별한 추천서의 남발은 시간과 인력의 비용으로 이어져 결국 병원 경영에 도움이 안 될 것이기 때문이다. 또한 오리지널 제품과 제네릭 제품을 가리지 않고 추천서 수를 제한할 경우 경쟁은 더욱더 치열해질 것이 확실하므로 경쟁 요소를 물리치고 신약 추천과의 추천을 받는다는 것은 너무나 고마운 일이 아닐 수 없다. 이러한 측면에서 신약을 추천해 주는 신청과의 의사는 회사의 주요한 관리 대상일 것이며 영업 사원에게도 정말 없어서는 안 될 고마운 고객이다. 그러므로 이에 대한 지속적인 관리는 필수적인 것이다.

이 외에도 경쟁사를 분석하고 한정된 자원하에서 본인이 선택되어야 하는 명확한 논리와 명분을 개발하는 일도 해야 한다. 물론 논리와 명분 없이 일이 될 수도 있지만 왜 우리 회사 제품이 추천받아야 하고 약사위원회에 올라가야 하는지에 대해 명확히 본인부터 정리되어 있지 않다면 누구를 설득하고 공감시킬 수 있겠는가. 단순히 약가가 저렴하다, 복용이 편리하다는 환자 입장의 가치만 내세울 것이 아니다. 제품에 대한 명분과 특장점, 이 제품을 사용함으로써 진료과나 개별 의사에게 도움이 될 만한 득(得)도 정리되어야 좀 더 쉽게 설득할 수 있다. 실제로도 필드에서 많이 사용하고 있는 방법으로 꼭 추천해 주고 싶다.

2. 신약 DC 위원

대개 병원에는 약사심의위원회 위원장과 이를 동반한 신약 심의위원들이 존재한다. 신약이 통과되기까지 이해관계자가 많이 있고 얼마나 내 편으로 만드느냐가 핵심이라고 한 이유가 여기에 또 존재한다. 신약 추천을 받은 순간 반드시 100% 통과되어 해당 병원에서 사용되도록 인정받는다면 신약을 추천받을 신청과만 관리해도 되겠지만 병원도 사람들이 생활하는 공간이고 각 과별로도 조직의 이해관계가 다를 수 있으며 특정 약물에 대해 주 처방과와 처방량이 많지 않은 진료과도 존재한다. 이런 것들에 대한 교통정리가 되지 않은 상태에서 무작정 신약을 추천받아 상정하였다가는 실패를 볼 확률이 굉장히 크다.

실제로 현장에서 영업을 할 때 이러한 이해관계자들의 관계를 풀지 않고 신약을 상정하여 신속히 결론을 내지 못하고 부결 처리되든지 아니면 재논의 대상 품목으로 빠져 다음 신약 심의로 넘겨지는 경우를 많이 보아 왔다. 제약 회사 영업 사원의 입장에서는 한 해 농사를 망쳤다고 생각할 수 있는 상황이다. 많은 영업 사원이 단지 상정(신약 신청서 제출)에만 포커스를 맞추어 행동하지만 신약을 둘러싼 이해관계자들의 역할에 따른 니즈(Needs)를 해결하지 않고서는 신약심의위원회를 통과하기 어렵다. 추천은 주 처방진료과에서 못 받더라도 심의위원회에서 별다른 의견 개진이나 타 진료과에서 올라온 부분에 대한 이의제기를 하지 않겠다는 암묵적인 동의를 받아놓거나 추천은 타 진료과로 하지만 공동 추천으로 진행하는 데 합의를 한다든가 해서 심의 통과를 어렵게 만드는 요인들을 줄여 나가야 한다. 이런 식으로 업무 설계 및 병행 관리가 되어야지만 추천으로 끝나지 않고 실제로 꽃을 피우고 열매를 맺을 수 있는 것이다.

3. 약제부

약제부의 최고 관리자인 약제부장 및 과장님은 신약심의위원회에서도 주요한 보직자이며 신약 심의의 준비에서부터 진행, 그리고 최종 결과까지 모든 프로세스에 관여를 하게 된다. 내가 올리려고 하는 신약이 병원의 신약 가이드라인에 맞지 않고 규정에 어긋나면 약제부는 이를 근거로 반대 의사를 표시할 것이 분명하다. 이를 극복 못 하면 결국 신약 신청을 받아 상정했다 하더라도 결과는 그렇게 좋지 못할 것이다. 국내 회사의 제네릭 제품의 경우 약제부의 공감 없이 신약 제품이 병원 신약심의위원회를 통과했다는 사례는 거의 보기 드물 정도로 제네릭 제품 도입에 대한 약제부의 영향력은 실제로 막강하다 할 수 있다. 필자도 국내 제약 회사에 근무하였고 제네릭 제품을 병원에 신규로 랜딩시켜야 할 경우가 많이 있었는데, 이럴 경우 제일 먼저 자문받고 행동한 부서가 약제부에 속해 있는 직원 및 관리자였으며 그렇지 않고 일을 진행한 적은 단 한 번도 없었다. 그만큼 제네릭 제품의 신약 심의 통과를 위해서는 약제부의 사전 공감이 중요하다. 실제로 현장에서 일 잘하는 영업 사원의 경우 병원 방문할 때마다 약제부를 꼭 들러 소식을 파악하고 지속적으로 관계를 개선해가는 작업을 진행 중에 있다. 물론 오리지널 신약 제품은 진료과의 추천을 받으면 특별히 반대할 명분이 없어 많이 통과되지만 제네릭 제품은 이미 사용하고 있는 제품이 있는 데다가 약제부의 입장에선 관리하는 약품의 개수가 늘어나면 인력의 소모도 더 커지기 때문에 관리 측면을 고려해 볼 때 신약통과가 힘들수도 있다. 또한 이미 설정된 병원 규정의 가이드라인을 근거로 제네릭 제품의 신규 도입을 반대할 것이다. 그렇다고 제약 회사의 영업 사원이 이해관계자의 논리와 주어진 환경에 막혀 본인의 본질 업무를 게을리할 수 있는 것일까? 결국 넘어서야 한다. 반대를 극복할 논리와 명분을 만들어 약제부 및 이해관계자를 공감시켜야 하고 그에 따른 우리의 결과도 우리의 손안에서 예측할 수 있도록 주어진 환경을 나에게 유리하게 설계해야 한다.

4. 재단 및 병원 관계자

앞에서 이야기한 이해관계자는 어떻게 보면 신약심의위원회를 둘러싼 일반적인 인적 구성으로 말할 수 있다. 하지만 병원도 규모가 커지면 커질수록 이해관계자가 늘어나게 되고 더 복잡해진다. 일반 의원이야 원장님이 결정 내리시면 그만이고 추후 프로세스도 간단하겠지만 병원이라는 구조에는 병원과 관계되는 경영층과 재단도 존재하기 때문에 이에 대한 점검도 반드시 병행되어야 한다. 물론 영업 사원이 직접 재단 관계자나 경영층을 독대하지는 않겠지만 진료과를 설득할 때 우리의 제품은 '진료과, 환자, 병원 모두 득(得)이 되는 제품이고 꼭 필요한 제품이다'라는 메시지를 던진다면 심사 시 경영층이나 재단 관계자분들의 허락을 이끌어내는 명분으로도 제공될 수 있다고 생각한다. 병원도 경영의 관점을 무시할 수 없기 때문에 주요 제네릭 제품 도입 시 이러한 점을 고려해서 제품을 선택해야 한다. 그들을 설득할 수 있도록 진료과를 넘어서 병원과 재단 모두에 득(得)이 되는 제품의 정리가 되어 있다면 우리의 논리와 명분에 더 빠르게 공감하지 않을까 생각해 본다.

5. 구매과 및 도매상(전납)

신약이 통과되었다면 수의계약으로 진행하든지, 입찰 구매로 진행하든지 주어진 일정에 따라 구매과에서 구매를 진행할 것이다. 이때 신규 의약품 품목에 대한 견적서를 받기도 하는데 이는 각 회사마다 정해져 있는 유통 정책에 따라 업무를 진행하면 된다. 하지만 일부 병원의 경우 전납 도매상에게 제네릭 제품에 대한 선정권을 주어 그들이 막강한 구매 파워를 행사하기도 한다. 신약심의위원회에서 논의를 거쳐 통과된 품목이라도 전납 도매상이 여러 가지 이유를 대며 구입을 보류하는 경우도 있고 아예 전납 도매상에게 모든 제네릭 제품에 대한 도입 결정권을 두는 경우도 있기 때문에 만약 내가 맡은 병원에 전납 도매상이 있고 관련된 구매 절차를 확인하였다면 이러한 부분에 대한 관계 유지 및 개선 작업도 게을리하지 말아야 한다. 밥은 거의 다 되었는데 뜸 들이다가 밥을 모두 태워먹고 아무런 성과로 연결 못 할 수도 있기 때문이다. 신규 의약품이 신약심의위원회를 거쳐 최종 통과 품목으로 확정되었다고 하더라도 최종 처방 코드가 나와 처방과 의사에게 알림이 나올 때까지는 이해관계자들의 관리를 계속해야 한다.

약제부 방문 관리의 중요성

병원 영업을 하는 경우, 아니 좀 더 국한해서 국내 제약사에 속해 병원 영업을 하는 경우 오리지널 제품의 처방을 이끌어야 하는 영업 사원도 있겠지만 대부분은 특허 만료된 품목이나 제네릭 제품을 병원에 랜딩시켜 처방 증대를 일으켜야 하는 상황인 것으로 생각한다. 이러한 점을 고려하여 기존 오리지널 제품의 특허 만료로 회사에서 생산한 제네릭 제품의 신약을 랜딩할 때 약제부 관리의 중요성에 대해 언급해 보려고 한다.

1. 정보의 바다

병원 영업은 병원 내에서 일어나는 수많은 의사 결정 속에 나의 제품이 어떠한 영향을 받고 어떻게 행동해야 좋은 결괏값이 나올지 예측하고 업무를 진행해야 하는 일종의 전쟁터이다. 그만큼 제한된 고객 안에 수많은 경쟁 회사가 너도나도 처방을 이끌어내기 위해 노력하고 있다. 이러한 상황에서 의사 결정에 영향을 미칠 수 있는 고급 정보를 사전에 파악하고 본인에게 다가올 리스크에 대비해 선제적인 행동을 하는 것은 매우 중요한 업무 자세라고 생각한다. 전쟁터에서 고급 정보의 파악은 전쟁 승리에 매우 중요한 역할을 한다. 정보전이라 표현되는 병원 영업에서 이러한 고급 정보가 있는 곳을 공략하는 것은 당연히 해야 할 일이다.

병원과 관련된 정보가 모이는 한 곳을 꼽으라면 어디를 꼽을 수 있겠는가? 필자는 당연히 약제부를 선택할 것이다. 물론 다른 부서도 있을 수 있겠지만 의약품과 관련된 정보 및 그에 제반되는 부수 사항에 대한 정보는 약제부에서 전부 취합하고 준비하고 있다고 해도 과언은 아니다. 특히 입찰 병원이나 신약 심의의 관련된 업무까지도 약제부에서 모두 주관하고 있고 그에 대한 방향성 및 일정에도 관여하고 있기 때문에 이에 대한 관리는 매우 필연적인 요소이다. 제네릭 제품을 신약랜딩할 경우에도 약제부는 관련 규정과 경쟁사 활동 사항, 그리고 비교 우위점 등에서 다양한 정보를 파악하고 있는데 이러한 정보의 바다에서 탐색하지 않고 본인 마음대로 서핑을 즐기다가 안 좋은 결과를 맛보는 실패 케이스를 많이 봐왔다. 반드시 주기적인 약제부 관리를 통해 주요 고급 정보 파악을 게을리하지 말고 신약의 상정에서부터 진행 그리고 통과까지 일련의 과정이 순조롭게 진행될 수 있도록 약제부를 방문하여 우호적인 관계를 형성해야 한다.

2. 주요 의사 결정 참여자

일반적인 병원에서 약제부(과장, 부장)는 주요 직책을 차지하고 있다. 약제부의 주요 의사 결정 판단이 그만큼 나의 제네릭 제품 신약랜딩에 절대적인 영향을 미칠 수 있다는 이야기이다. 약제부는 원내 의약품 사용에 대해 관리하고 환자와 응대하는 곳이다. 다양한 진료과의 의견을 반영하여 가능한 한 많은 의약품을 원내에 비치하고 사용하길 원할 것이라고 생각할 수 있지만 그러한 생각은 오산이다. 약제부도 인원이 제한되어 있고 병원 원내에서 사용할 수 있는 공간도 제한적이기 때문에 국내에서 생산되는 모든 의약품을 비치하고 처방이 가능하도록 배려해 줄 수는 없다. 만약 진료과에서 사용한다고 해서 신약을 통과시켜 주었는데 사용하지 않아 재고가 남는다면 누가 책임지려고 할 것인가? 이에 대한 후속 조치도 약제부에서 주관하여 업무 처리를 해야 한다. 무턱대고 각 진료과의 의견을 전부 헤아려 들어 줄 수가 없는 것이다. 그렇기 때문에 환자 진료를 위해 꼭 필요한 원내 의약품을 제외하고는 될 수 있는 한 제한을 두어 관리하려고 한다. 또한 많은 의약품 개수는 운영 측면에서 결코 도움이 되지 않을 것이다. 특히 마약류 제품의 경우 제품의 사용 수량과 관리 대장의 수가 정확히 일치해야 하기 때문에 많은 유형의 제품을 도입하는 것을 기본적으로 꺼리는 경향이 있다. 이러한 관리 규정은 병원이나 약제부에서 규정한 의약품 규정집이나 신규 의약품 도입 절차에 설명되어 있다. 즉 약제부는 진료과의 다양한 의견은 받아 주되 관리 규칙에 벗어나는 제품의 사용은 사전에 의사소통을 통해 불가한 사항을 말해 주거나 아니면 신약심의위원회에서 의견을 개진해 사용 불가에 대해 언급하는 주요 의사 결정자 역할을 하게 된다. 그만큼 기존의 의약품으로 환자를 진료하는 데 문제가 없었다면 추가적인 제네릭 제품 도입을 통해 관리할 의약품의 개수를 늘리는 것은 반대하는 경우가 많아 제네릭 제품의 추가적인 도입에 대한 명분 및 이득을 명확히 설명하고 공감시키는 것이 무엇보다 중요하다.

3. 병원살림의 안주인

의약품 선정에 대한 제반 규정 및 세부 사항의 명확한 가이드라인과 대안을 줄 수 있는 부서인 약제부는 정말로 중요하고 반드시 관리되어야 할 핵심 부서이다. 그래서 전통적인 가정의 개념으로 쉽게 정리해 보면 의사는 아버지의 역할로 이야기할 수 있고 약제부는 병원 원내의 살림 관리를 주요 업무로 하는 살림꾼, 즉 엄마의 역할이라 표현하고 싶다. 병원의 주요 업무가 환자의 삶의 질 개선 및 이를 동반한 치료이니만큼 의사의 경우 효과가 입증되고 환자의 편의성을 고려한 의약품을 선택해 치료에 집중을 하는 반면 약제부는 집안 살림의 가이드라인을 정해놓고 적절한 의약품의 사용을 통한 재고 관리, 효율적인 인력 관리 등 병원 안살림을 경제적으로 꾸려갈 방법을 고민하고 실행하는 부서라고 말하고 싶다. 우리의 가정에서도 대개 일반적으로 엄마가 주어진 예산 안에서 집의 크기와 주방의 형태 등을 고려해 그에 맞는 도구를 구매하고 사용하듯이 약제부도 마찬가지이다. 이러한 제한된 조건하에서 어떻게 운영의 묘를 만들어 의사와 병원에 도움을 줄 것인가에 대해 고민을 하고 실행해야 한다. 환경의 제약이 있을 때 어떻게 행동한다는 가이드라인이 있고 이를 근거로 행동한다면 신규 의약품 도입 시 기존 제품 중에 어떠한 제품을 사용 중단시킬 것인가에 대한 고민도 명분과 논리에 맞게 해결할 수 있을 것이다. 실제로 원내 부진 재고의 사용도 병원 내의 방침에 따라 운영되고 있다. 제약 회사 영업 사원 입장에서는 기존에 처방하고 있는 의약품이 부진 재고로 확인되어 코드가 삭제될 위험은 없는지 확인하고 대안을 찾는 데 이러한 부분을 활용할 수 있다.

4. 안 되는 것도 되게, 되는 것도 되게

　병원 원내의 의약품 도입에 대한 관리 규정 설정 및 집행을 진행하는 부서는 한마디로 "안 되는 것도 되게, 되는 것도 되게"라는 말이 어울린다고 생각한다. 왜 이렇게 생각하느냐고 물어본다면 위에서도 언급했지만, 규정상 안 되는 것을 되게 할 수 없어도 병원 영업을 담당하는 우리로서는 그렇다고 그냥 두고만 볼 수는 없기 때문이다. 그럼 이를 풀어갈 수 있는 답안은 어디서 나온다고 판단되는가? 한 곳을 꼽으라면 나는 또 약제부라고 대답하고 싶다. 관련 규정을 본인이 정확하게 안다 하더라도 약제부장님보다 더 정확하게 혜안을 갖고 문제를 풀어 답을 설명하지는 못할 것이다. 어떠한 부분을 추가적으로 보완하거나 상정과 이외의 부진료과에서 추가적인 사인을 받아 진행된다면 가능도 할 것이라든지 등등 약제부로부터 여러 가지 답을 자문받을 수도 있다. 안 된다고 그냥 포기하고 있는 담당자와 어떻게 해서든지 답을 찾아 노력해 보려고 하는 담당자가 있다면 누굴 도와주고 싶을 것으로 생각하는가? 이러한 측면에서 노력의 결실을 거둘 수 있는 곳이 바로 약제부이다. 특히 위에서도 언급했듯이 제네릭 신약랜딩은 결코 쉬운 작업이 아니기 때문에 관련 규정에 대한 사전 자문과 공감 작업을 통해서 통과가 될 때까지 꾸준히 관리하여 나가야 한다.

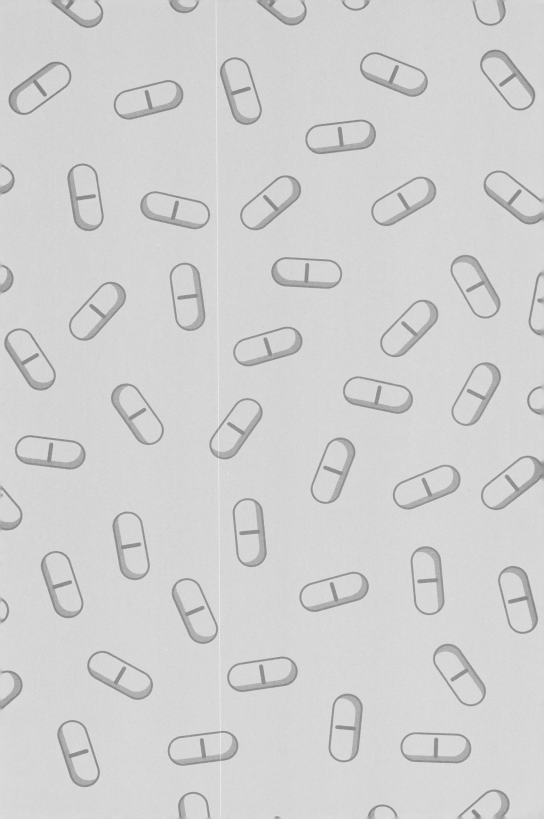

PART 04

업무코칭의
기술적 방법

09

무엇을 코칭할 것인가?

의약품 입찰 주요 전략
(소통, 피드백, 사후관리)

의약품 입찰 진행을 할 때 왜 혼자가 아니라 함께 해야 하는지, 그리고 왜 점검과 통제가 필요한지에 대해서 이야기하고 싶다. 혼자 일하는 것보다 시스템으로 소통하고 피드백을 통해 성장의 기회를 잡는 방법의 장점을 이야기해 보고 싶다. 한마디로 혼자가 아니라 'One Team, One Spirit'을 통해 다양한 위기관리 방안을 만들어 실행하고 대안 전략을 찾아가는 방법을 말하고자 한다. 이를 발판 삼아 한층 더 성장할 수 있는 기회를 잡아보기로 하자.

1. 6·3·1 소통 전략(사전에 반드시 하기로 한 일 하기)

대개 입찰 병원은 입찰 진행 전 준비 기간이 정해져 있다. 입찰을 진행함에 있어 단수(단독)스펙지정이나 복수(경합)스펙 품목의 지정을 선정DC에서 진행하는지 아니면 일반 정기 DC에 함께하는지는 병원별로 기준이 상이하나 입찰 전 반드시 사전 소통 기간이 있고 준비를 하는 시점이 존재한다. 입찰 병원을 수 년간 담당해 보고 직접 영업을 해본 경험상 입찰은 적어도 6개월 전부터 준비가 되어야 한다. 전년도 입찰 결과를 토대로 하여 나의 결과와 경쟁사의 결과는 어떠했는지 파악할 필요가 있다. 나에 대한 분석도 중요하지만 다른 경쟁사 품목이 어떻게 형성되어 있고 작년에 어떠한 공격을 받았는데 그 조건은 어떠했는지 알고 있어야 다가올 입찰에서도 대응을 할 수 있다는 것이다. 그렇기 때문에 주기적으로 자신의 업무 진행 사항을 정리하여 상급자나 팀원들 또는 유관 부서에게 보여주고 소통해야 한다. 이 과정에서 내가 무엇을 했고 무엇이 부족한데 어떻게 해결해낼 것이고 어떠한 도움을 주었으면 하는지 의견을 주고받을 수 있다.

그러므로 입찰 진행 전 적어도 세 번 이상 의사소통을 하고 이를 토대로 할 일을 정리하여 결과를 보고하는 시스템을 구축하여야 한다. 이러한 소통 방법을 '6·3·1 소통 전략[1]'이라고 명하였는데, 먼저 6개월 전에는 구체적으로 어떤 품목을 어떻

---

1 6·3·1소통 전략 : 입찰 6개월 전 전략을 준비하여 적어도 3회 이상 전략의 실행을 점검하고 입찰 1개월 시점에는 수시소통을 통해 완성도를 높여 간다는 소통 방법 (영업부와 입찰관리팀 간의 소통 방법)

게 단독 지정 받을지 아니면 경합 품목으로 유지 및 신규를 통해 계약을 진행할지가 계획표로 정리되어 있어야 한다. 단순히 담당자의 머리에 의존해서 입찰을 진행해서는 안 된다. 반드시 문서로 남겨서 무엇을 어떻게 구체적으로 진행할지에 대한 전략이 정해져 있어야 한다. 6개월의 전략이 3개월에 와서는 어떤 진척을 보였고 남은 입찰 전까지 무슨 일을 할 것인가가 정리되어야 하고 남은 1개월 전에는 스펙이 결정된 상황이므로 입찰을 어떻게 준비할지 할 일을 정리하여 소통되어야 한다. 입찰을 준비함에 있어 많은 부서의 협조도 필요하고 전략의 선택과 집중이 매우 중요하다. 이러한 소통 전략은 방향성을 설정하고 그곳으로 집중해 나아갈 수 있게 도움을 준다. 다시 한번 강조하지만 이때 추후 피드백하고 보완할 수 있도록 근거 자료와 할 일이 구체적으로 적힌 문서를 남겨야 한다.

2. 피드백 점검

계획에 대한 결과가 월별로 어떻게 진행되었는지 정리한 뒤 반드시 잘된 부분과 부족한 부분에 대한 피드백을 진행하여야 한다. 그래서 당장 부족한 부분을 보완하든지 아니면 대안 전략을 마련하여 계획을 수정하는 방법을 고민해야 할 것이다. 피드백 작성의 정도에 따라 최종 결과의 산출물은 굉장히 상이할 수 있다. 특히 시스템을 활용하여 1:1 업무 코칭이 가능한 수준의 업무 도구를 활용한다면 효과는 배 이상으로 증대될 것이라고 확신한다. 실제로 다양한 기업에서 단순한 피드백 평가가 아닌 변화와 성장에 필요한 육성 피드백 중심으로 업무를 전환하는 것을 보면 이러한 피드백 관리는 방치가 아닌 관심의 표명이라 할 수 있으며 관리자에게 반드시 필요한 덕목이므로 입찰 병원을 담당하는 관리자에게도 없어서는 안 될 중요한 항목이다.

3. 사후관리(업무 복기 및 통제)

계획대로 사전에 철저한 준비를 했더라도 뜻하지 않는 변수의 발생으로 인해 마음먹은 대로 결과가 안 나올 수도 있다. 그렇다 하더라도 입찰 병원은 내년에도 입찰로 의약품을 구매할 가능성이 매우 높기 때문에 또 준비해야 한다. 올해의 결과를 있는 그대로 받아들이고 내년의 입찰에서는 더 만족스러운 결과를 만들어내기 위해 결과에 대한 복기는 필수적이다. 이러한 부분도 역시 보고서 형태로 무엇이 어떻게 개선되었는지, 반대로 지난해에 비해 안 좋아진 것은 무엇인지 정리해 보아야 한다. 추상적인 개념의 입찰 결과보다는 구체적으로 숫자가 어떻게 변하였는지, 즉 품목수가 늘어나 얼마만큼 매출이 증대될 것이 예측되는지 수익률 관점에서 지난해와 비교한 것을 정리한다. 이러한 형식지를 활용한 구체적인 정리 없이 추상적인 개념으로 업무를 정리하다 보면 무엇을 놓쳤는지, 무엇을 잘했는지에 대해 정리가 안 될 것이다. 다음번 입찰에서도 추상적으로 열심히 해야지 하고 생각만 될 뿐 그저 머릿속에서 맴도는 수준으로 정리될 수밖에 없다. 결국 이러한 부분을 구체적으로 정리하는가 안 하는가의 차이가 실력 차이가 되고 이 실력의 차이는 숫자로 증명된다. 입찰 피드백에 대한 프로세스별 업무 정리 및 복기는 반드시 진행해야 하는 것이라 생각하며 적어도 본인이 스스로 입찰 결과를 정리하여 상사에게 보고할 수 있는 수준 이상으로 업무 복기를 진행해야 한다.

담당자라면 입찰계약에 대한 관리 부분도 놓칠 수 없는데 입찰계약 조건에 대해 업무 수첩이나 주요한 관리장에 정리해 놓고 주문서 관리 및 계약 단가에 대해서 관심을 갖고 지켜봐야 한다. 계약 조건과 할인율에 대한 완벽한 숙지는 자신이 담당하고 있는 병원에 대한 실적 관리뿐만 아니라 회사와 자신이 속한 영업 부서의 이익 관점에서도 굉장히 중요한 항목이기 때문에 항상 지켜보고 관리해야 하는 항목이라고 생각한다. 본인이 맡고 있는 병원에 대한 실적 관리는 영업 사원 스스로 잘 알아서 챙길 수 있어야 한다.

Risk Monitoring Management
(위기대응 관리법)

　입찰 병원의 담당자는 사전에 프로세스를 숙지하여 준비를 잘하면 입찰이 기회가 될 때도 있지만 반대로 방향성을 못 잡았거나 입찰 시스템의 이해도가 낮으면 위기가 언제든지 찾아올 수 있다. 그러면 입찰 병원 담당자는 어떠한 측면에서 품목(의약품)을 정리하여 관리를 해야 하는가? 판매할 제품의 특성에 대한 명확한 이해와 준비만이 매해 변화하는 입찰 시장에서 위기를 기회로 만드는 계기가 될 수도 있기 때문에 이러한 부분에서의 준비가 매우 필요하다.

1. 품목 분석

　먼저 입찰 병원 담당자라고 하면 품목의 처방이 어떻게 유지되고 진행되는지 파악해야 한다. 넓게 보면 경쟁사 제품까지 분석하는 것도 중요하겠지만 먼저 자신의 품목부터 분석해야 한다. 그 첫 번째로 자신의 제품이 오리지널 제품인지 아니면 제네릭 제품인지 분류한 다음 오리지널 제품의 경우 특허가 만료되었는지 아직 유지되고 있는지 파악해야 한다. 이게 왜 중요하냐 하면, 아직 특허가 만료되지 않은 품목은 병원 자체적으로 경합 스펙을 넣어 입찰을 진행할 수 없기 때문에 입찰로 인한 리스크는 없다고 봐야 한다. 하지만 특허가 만료된 오리지널 품목의 경우 올해 단독 유지가 되었더라도 내년에 경합으로 풀릴 수 있는 리스크가 존재하기 때문에 단독 유지를 위한 방안을 설정하고 품목별로 관리해야 한다. 반대로 본인의 품목이 제네릭 제품이라면 어떻게 입찰로 입성을 할지에 대한 고민이 필요하다. 가장 심플한 방법은 일단 특허가 만료된 오리지널 제품을 경합으로 전환시켜 내가 가지고 있는 제네릭 제품이 병원에 코드가 잡히도록 하는 것이다. 물론 경합으로 입찰을 본다고 하더라도 제품의 선택권은 낙찰 도매에게 있는 것이고 계약 측면의 리스크도 존재하겠지만 제네릭 제품을 갖고 있는 영업 사원은 어떻게 해서든지 특허 만료된 단독 제품을 경합으로 풀어 입찰을 진행할 방법을 고민해야 하고 낙찰 예상 도매에도 사전 소통을 통해 우리 제품이 선택될 수 있도록 공감시키는 작업을 해야 한다.

　정리해 보면 내가 가진 품목이 특허 만료된 오리지널 제품일 경우 지속적으로 단독 유지가 될 수 있는 방안을 고민해야 하고 반대로 제네릭 제품을 갖고 있다면 경합으로 풀어 입찰계약을 따낸 후 차년도에 단독 지정이라든지 원외 코드 전환과 같은 대안 전략을 고민하여 실행하는 것이 품목 분석을 통해서 방향을 찾아가는 방법이라 하겠다.

2. RISK MONITORING

품목 분석이 끝났다면 품목별로 모니터링 관리장을 통해 해당 제품의 위치를 파악해 볼 필요가 있다. 이러한 작업이 가능하려면 입찰과 관련된 병원의 규정과 정보들이 종합적으로 관리되어 있어야 한다. 입찰 병원의 규정 및 트렌드 분석을 통해 앞으로 다가올 입찰에 어떠한 품목이 위험이 존재하고 만약 위험이 있다고 판단되는 품목이 있으면 어떻게 관리를 진행할 것인지에 대한 계획을 설정할 수 있는 양식을 만들어 보았다.

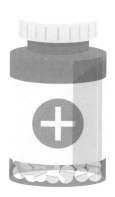

	㉮	㉯	㉰	㉱	㉲
ⓐ	5	10	15	20	25
ⓑ	4	8	12	16	20
ⓒ	3	6	9	12	15
ⓓ	2	4	6	8	10
ⓔ	1	2	3	4	5

RISK IMPACT (위험금액)

PROBABILITY (발생가능정도)

※ 분류척도

ⓐ 매우 심각 (Catastrophic)
위험 발생 시 매출과 이익 동시 위험 (5천 이상)

ⓑ 심각 (Major)
위험 발생 시 매출과 이익 동시 위험 (5천 미만)

ⓒ 보통 (Serious)
위험 발생 시 매출과 이익 중 한 부분의 영향 (3천 이상)

ⓓ 다소 영향 (Marginal)
위험 발생 시 매출과 이익 중 한 부분 영향 (1천 이상)

ⓔ 미비 (Negligible)
위험 발생 시 매출과 이익 중 한 부분 영향 (1천 미만)

㉮ 매우 드뭄 (Unlikely)
변화가능성 거의 미비

㉯ 다소 존재 (Remote)
변화는 잘 없지만 드물게 일어나는 경우 존재

㉰ 빈번히 발생 (Occasional)
자주 발생하는 편이며 발생가능성 보통수준

㉱ 다소 높음 (Certain)
변화될 것으로 예측되며 예상가능한 수준

㉲ 매우 높음 (Frequent)
변화될 것이 매우 높은 수준

※ 산정표 관리법
Level 1 (1~2) : 모니터링 단계
Level 2 (3~6) : 사전관리리스트
Level 3 (8~9) : 예외규정 성공사례 발굴
Level 4 (10~16) : 품목별 월별피드백 경영층 보고
Level 5 (20~25) : 사업부자체 경영층 보고

Risk Monitoring 관리장

입찰로 인한 리스크 위험 정도에 따라 영향 정도를 5점 척도로 분류하였다. 각자가 맡고 있는 병원의 환경에 따라 미비를 1천만 원에서 시작해 보통을 5천만 원, 매우 심각을 1억 원 이상으로 분류할 수 있을 것이고 이러한 기준의 척도 산정은 개인이 처한 상황에 맞게 디자인하면 될 듯하다. 아래의 '발생 가능 정도'는 최근 3년 동안의 입찰 트렌드를 분석하여 평가하여야 한다. 이때 우리 품목만이 아니라 다른 경쟁사의 품목 구조에 따른 변화도 분석하여 발생 가능 정도를 예측하여야만 좀 더 정확한 품목의 위치 파악이 가능할 것이라고 생각한다. Risk Monitoring 관리장의 핵심은 내가 처한 위기 상황을 미리 진단해 보는 데에 있다. 각자 맡고 있는 병원과 품목이 다 상이할 것이기 때문에 정답이 있을 수 없지만 발생 가능한 예측을 미리 해 보고 준비한다는 개념에서 매우 유용할 것으로 생각한다.

3. 무엇을 준비할 것인가?

Risk Monitoring 관리장을 통해 위치 파악이 끝났다면 이러한 위험 정도에 따라 Level 1부터 최고 Level 5까지 위험 정도를 파악할 수 있을 것이다. 그리고 이에 맞춰 앞으로 무엇을 할 것인가를 주별/월별/분기별 계획을 세워서 실행해야 한다. 분석은 결국 무엇을 할지에 대한 방향성을 잡아주기 위해 실시한 것이기 때문에 분석 작업이 끝났다면 구체적으로 앞으로 무슨 일을 어떻게 할 것인가와 연속적인 소통 및 피드백을 통해 리스크 자체를 줄여 줄 수 있는 방안을 만들어야 한다. 이러한 과정을 영업부에 모두 일임하여 맡겨 두어서는 안 된다. 사무소 사업부 단위의 입찰 리스크 관리 방안도 함께 세워져야만 입찰로 인한 리스크를 사전에 감소시키고 새로운 성장의 기회를 창출할 수 있다고 생각한다.

관리장의 검증도 한 명이 주도해서 하는 것이 아니라 병원을 맡는 담당자가 여럿이면 각자 개인적으로 작성해 보고 크로스 체크해 보는 것도 좋은 방법이다. 입찰팀이 있다면 영업부가 작성한 것을 함께 고민하고 보완하는 작업을 거쳐 최종안을 도출해 실행하는 것도 좋다. 좀 더 객관화된 요소를 넣어 분석함으로써 실효성 있는 입찰 리스크 관리 방안이 나온다면 회사와 사업부 그리고 영업 담당자에게 모두 도움이 되는 방법임에 틀림없다고 생각한다.

동반성장을 위한 코칭기술

출발은 좋은 질문으로부터

인터넷에 리더십이라는 단어를 검색해 보면 여러 가지 기사가 나온다. 내용 대부분이 어떠한 리더가 진실된 리더이고 리더라면 어떻게 해야 하는지에 대한 글을 자주 접하며 공감되는 부분도 있었다. 다시 현실로 돌아와서, 병원을 맡고 있는 우리는 회사의 대표로서 고객을 만나 소통하고 있지만 결국 조직에 속해 있는 경우가 많고 조직에는 이처럼 팀이나 부서를 관리하는 리더가 존재한다.

지금부터는 이러한 리더가 갖춰야 할 항목 중에서 '방향성'에 대한 부분을 논하고 싶다. 좋은 질문을 통해 방향성을 설계하는 것을 이야기하려고 하는데 올바른 방향성 제시야말로 리더의 존재 가치라고 할 만큼 굉장히 중요한 항목이라 판단된다. 가야 하는 방향을 명확히 설명하고 제시해 줄 수 있는 리더야말로 팀원들이 정말로 믿고 의지하고 싶은 관리자의 참된 모습 아닌가 생각해 본다. 이러한 방향성 제시의 가장 좋은 도구인 '좋은 질문 만들기'를 팀원들이 꼭 체(體)화하여 몸에 익히고 행동으로 옮길 수 있도록 명확한 방향을 찾아가는 방법을 배워보도록 하자.

① 큰 목표 설정하기(비전 공유)

갑자기 좋은 질문 만들기라는 명제를 던져놓고 왜 큰 목표 설정하기가 나오는가 의아해할 수 있지만 어떻게 보면 가장 기초적인 공감대 형성에 대한 부분을 서로 합의해야 앞으로 할 일이 정리되지 않을까 해서 이것을 좋은 질문 만들기의 첫 번째 할 일로 설정해 보았다. 리더가 비전을 제시해 주어야 할 부분을 '큰 목표'라고 표현한 것이다. 큰 목표가 직원에게 공감되지 않고 별로 하고 싶지 않은 계획이라면 방향성 설정이 잘못

되었다고 생각할 수 있다. 우리 팀의 비전에는 직원 혼자 알아서 하도록 떠맡기는 것이 아니라 지금까지의 결과나 객관적 지표를 근거로 하여 영업의 어려운 점들을 살피고 이를 해결해 주려는 리더의 고민이 담겨야 할 것이다. 이러한 소통의 과정 없이 좋은 질문의 출발은 있을 수 없다. 좋은 질문은 결국 가슴을 뛰게 하는 질문인데 리더가 정통하여 분석하지 않고 직접 움직이지 않으면 직원을 가슴 설레게 할 수 없다는 이야기이다. 좋은 질문의 첫 번째 조건은 결국 함께하려는 실질적인 마음가짐과 소통의 노력이라고 할 수 있다. 이렇게 함께 고민하고 해결 방안을 찾으려 할 때 좋은 질문을 위한 실질적인 발걸음을 뗄 수 있다. 출발점부터 함께 현안의 문제점에 대해 방향성을 제시하려고 노력하는 모습에서 직원은 공감하게 되고 큰 목표 달성을 위한 아이디어 및 실행 방안도 만들어진다. 이러한 측면에서 좋은 질문을 만들기 위한 첫 번째 시발점이 큰 목표 설정하기, 즉 비전의 공유 및 공감인 것이다.

② 큰 목표를 실행하기 위한 구체적인 전략

연간 의약품 구매 일정표: 의약품 구매 방식
(입찰/수의 → 도매상 유형 : 입찰, 종합, 간납, 전납)

신약 일정표
(일정표에 따른 랜딩 계획은?)

주요 KOL 및 신약심의위원회 명단
(약제과의 관계는 무엇보다 매우 중요 → 제네릭 품목 랜딩의 KEY)

위의 세 가지는 어떻게 보면 기본 중에 기본인 항목이다. 의약품 구매 방식에 따라 우리 회사의 제품은 어떠한 유형 및 특성이 있고 이를 근거로 하여 어떻게 제품을 원내외에서 사용하게 할지에 대한 계획이 있어야 한다. 입찰로 구매하는 방식이어서 제네릭 제품의 랜딩은 신약으로 처리하지 않는 병원 규정이 있다면 병원 신약 일정표에 제대로 체크해서 준비하고 있는지 점검해 주어야 한다. 병원을 처음 맡을 경우나 아니면 맡은 지 얼마 안 되었을 경우 기존 병원의 업무 행동과 습관을 유지할 가능성이 매우 높으므로 리더가 반드시 이러한 부분을 챙겨서 좋은 질문으로 구체적인 전략에 대한 실현 가능성 여부를 체크해 주어야 한다. 이때 가장 중요한 것이 리더의 자질이다. '아는 만큼 보인다'라는 명제가 딱 맞아 떨어지는 부분이라고 할 수 있다. 정통해야 좋은 질문도 나올 수 있다. 자신이 먼저 병원별 구매 일정과 규정에 대해 철저히 학습하고 이를 근거로 하여 전략의 예측 가능성을 높여가야 인정받는 리더로 성장할 수 있을 것이다.

③ **전략의 피드백**(하기로 한 일 반드시 하기)

　전략의 실행을 통해 결과물이 잘됐을 수도 있고 만족하지 않은 결과를 직면할 수도 있다. 하지만 원래 일의 결과는 100% 우리가 원하는 대로 속단할 수 없다. 반면 일의 과정은 우리가 주도적으로 설계할 수 있는 것이므로 과정에 대한 평가는 반드시 필요하다. 목표를 달성하기 위해 끝까지 노력하며 애쓴 직원과 그렇지 못한 직원에 대한 평가 및 소통도 진행하여야 한다는 것이다. 왜냐하면 이러한 일련의 피드백 과정 속에서 우리가 잘한 일과 개선해야 할 일을 도출할 수 있을 것이고 이를 바탕으로 하여 새로운 전략을 실행할 때 좋은 질문을 만들어내어 직원들에게 좀 더 발전적인 가이드라인을 제시할 역량을 강화시킬 수 있기 때문이다.

④ 좋은 질문의 예시
  • 결과의 과정 복기는 제대로 되었고 성공 및 실패의 원인이 무엇이라고 생각하는지?
  • 월별 예측 시스템 및 관리의 문제가 있는 것은 아니었는지?
  • 병원의 시스템 파악에서 기본적인 업무는 제대로 알고 시행했는지?

- 성공한 결과물을 만들기 위해 본인이 주도적으로 한 일은 무엇인지?
- 전략을 실행함에 있어 사전에 준비한 것은 어떠한 것이 있는지?
- 본인이 설정해 놓은 고객의 유형과 전략은 제대로 작동되고 실행됐는지? (고객의 단계별 유형 점검에도 리더가 같이 참여하고 있는지에 대한 피드백)
- 이번 결과물을 갖고 다음으로 해야 할 일은 정리되었는지?
- 이번 성공의 맥은 무엇이고 이러한 결과를 이어가기 위해 업무 프로세스를 교육할 수준이 되는지? (직원의 성장은 곧 팀과 회사의 성장이므로 이러한 성공을 맛본 자에게 좀 더 구체적인 업무 기본기를 교육시킬 수 있는 수준으로 역량을 개발시켜 팀원 전체의 시너지가 형성되도록 코칭)

위에 있는 질문은 좋은 질문이라고 하기보다는 다소 기본적이고 상투적인 질문이라 말할 수 있다. 하지만 이러한 질문을 던지고 직원들과 함께 목표로 한 걸음씩 나아갈 때 좀 더 발전적인 소통의 장이 만들어질 것이고 리더 스스로 직원들에게 해줄 것이 무엇인지 명확히 그림 그릴 수 있는 것이다. 이렇게 질문을 던지며 직원들과 함께 고민하고 소통하는 모습에서 리더의 말에 공감하고 함께하고 싶은 마음도 생겨난다.

10

전략적 마인드 함양

전략의 수립과 실행 접근법
(전략적 마인드 갖추기)

병원 영업 전략의 수립과 실행 접근법

지금부터는 전체적인 병원 영업의 흐름과 방향을 이해하고 그에 따른 할 일을 정리하기로 해보자. 크게 나눠본다면, 병원 내외부의 시스템 환경 분석으로부터 시작해 신약 제품 랜딩과 처방 증대를 위한 구체적인 전략 수립에서 전략의 실행 그리고 평가와 피드백으로 이어질 수 있다.

시스템 분석 → 병원별 전략 수립 → 구체적인 전략 실행 → 평가와 피드백 관리

우선 각 항목별로 어떠한 부분을 체크하고 진행해야 하는지 살펴보고 논의해 보도록 하자.

① 시스템 분석

다른 말로 병원을 둘러싸고 있는 환경 분석이라 할 수 있다. 결국 병원을 둘러싸고 있는 각종 규칙과 제도에 대한 완벽한 이해와 실행이 필요한 것인데 사전 면밀한 병원 시스템 분석이 되어 있는지 안 되어 있는지에 따라 구체적인 전략 수립 여부가 결정된다. 다음은 이러한 시스템 주요 체크포인트이다.

병원 시스템 환경 분석을 위한 체크포인트

① 의약품 구매 방식에 따른 제네릭 제품 추가 절차:
수의계약인지 입찰계약인지에 따라 방법 상이

② 병원별 정기 신약 심의 일정

③ 신약 심의 일정에 따른 보직자 명단 및 관리 여부

④ 경쟁사 처방 현황 :
주요 경쟁품 처방 현황 및 주 처방과별 데이터 분석

⑤ 현 고객관리 방법 및 고객 유형 특징 분석

이 5가지의 체크포인트를 이용해 병원을 둘러싸고 있는 제도와 이에 따른 경쟁사 움직임 및 고객관리 방법 등에 대해 주기적으로 파악하여 전략을 실행하고 보완해야 한다. 환경 분석이 꼭 필수적으로 들어가야 하는 것이 적을 알아야 나의 강점과 약점이 분석되고 나의 어느 점을 강화시킬지 아니면 보완할지를 전략에 포함할 수 있기 때문이다. 경쟁사가 어떠한 제도와 정책을 펴고 있으며 이를 통해 결과적으로 얼마만큼의 처방을 이끌어내고 있고 고객의 반응은 어느 정도인지, 나에 비해서 관계가 좋은지 나쁜지 객관적으로 평가할 수 있는 지표를 만들어 관리할 필요가 있다.

② 병원별 전략 수립

병원의 시스템과 환경을 분석한 자료를 가지고 의약품 구매 방식에 따라 오리지널 제품과 제네릭 제품의 신약 심의 절차를 구분해서 전략을 세워야 할 것이다. 오리지널 제품의 경우 일단 특허가 만료되기 전까지는 병원의 조건값만 생각하면 되기 때문에 오로지 제품 가치 전달에 초점을 맞춰 고객의 선택을 받으면 되지만, 제네릭 제품의 경우 수의계약처와 입찰계약처의 병원별 규정이 까다롭고 상이하기 때문에 이에 대한 사전 분석을 통해서 구체적인 전략이 수립되어야 한다. 여기서 특히 중요한 점이 바로 경쟁사별로 어떻게 처방되고 있는지에 대한 분석과 나는 어느 곳을 선택해서 처방을 이끌어 낼지에 대한 계획도 전략에 포함되어야 한다는 것이다. 잘못된 방향성을 선택할 경우 제품을 집어넣는 데에는 성공해도 경쟁사에 밀려 몇 개월 후 소모 부진 제품으로 코드가 삭제될 가능성도 존재하기 때문에 이에 대한 사전 분석은 매우 필요하다.

이러한 분석이 끝나고 난 후 우리의 제품을 어느 파트에, 어느 곳에 집중해야 할지를 선택해야 한다. 선택한 제품으로 과별 제한된 약사심의위원회의 추천서를 받기 위한 나의 전략은 무엇인가? 어느 과를 통해 상정시키는 것이 가장 좋은 선택일 것인가? 왜 그러한가? 그 이유가 합당하고 논리 정연하게 설명할 수 있는 것인가? 이렇게 자문해 얻은 답으로 본인 및 주변 사람을 설득시킬 수 있다면 좋은 전략을 선택했다고 생각한다. 물론 내부에서만 동의받는 것이 한계점으로 여겨진다면 본인의 논리를 최종 결정권자와 비슷한 유형의 고객에게 설명하여 자문을 받는 것도 좋은 방법이다.

전략대로 우리의 제품이 신약 심의를 통과하였다면 그다음 할 일도 설정되어 있어야 한다. 단순히 얼마의 금액으로 처방을 이끌어 내겠다는 계획보다는 성분별 특성에 맞는 처방과 의사를 분석해 보고 이 분석을 근거로 하여 내가 공략 가능한 곳은 어디이고 경쟁이 치열한 곳은 어디인지, 나는 어느 과에 어느 파트를 단기 공략할 것인지, 이게 성공할 경우 중장기적으로는 어디까지 갈 것인지가 전부 전략 로드맵으로 정해져 있어야 한다. 이렇게 구체적으로 전략이 있어야지만 구체적으로 할 일이 손에 잡히는 것이고 그에 따른 업무 실행력도 높일 수 있다.

③ 구체적인 전략의 실행

제아무리 좋은 전략도 머리에만 있으면 아무것도 아니듯이 전략의 실행은 무엇보다도 중요한 항목이다. 구체적인 전략의 실행을 통해 목표로 삼은 수치가 달성 가능한지 여부를 체크하여야 할 것이며, 이는 자체적인 관리장을 통해 관리해갈 수 있다.

※ 단독지정 건수 순위 평가(2015년도)

× 품목	○ 품목	합계
30개	20개	50개

※ 지정과 지정예상 현황(2015년도)

× 지정과	▲ 지정과	○ 지정과	합계
22개	55개	35개	112개

품목	19년 전략방향	20년 전략방향	전체지정과 비율 (처방기준: 19년11월~2015년3월)	지정과1	지정과2
			Gi(40%)+중양내과(40%)	Gi 40%	중양내과 40%
			내분비과(16%)+비뇨기(17%)+NS(14%)+OS(14%)+종양(17%)	내분비과 16%	비뇨기 17%
			피부과(28%)+Ent(11%)+Pulmo(13%)	피부과 28%	Ent 11%
			RM(67%)	RM 67%	
			Gi(50%)+CV(18%)/일반외약품·예약지정 건 가능여부 자문	Gi 50%	CV 18%
			RM(44%)+CV(33%)	RM 44%	CV 33%
			Ent(11%)+종양내과(13%)+Pulmo(12%)+RM(19%)+Gi(13%)	Ent 11%	종양내과 13%
			NR(28%)+Gi(13%)+RM(7~10%)+CV(23%)	NR 28%	Gi 13%
			Endo(22%)+NR(23%)+CV(37%)	Endo 22%	CV 32%
			Endo(44%)+CV(27%)+NR(14%)	Endo 44%	NR 25%
			CV(32%)+NR(25%)+신장내과(29%)	CV 32%	NS 23%
			CV(48%)+NS(23%)+NR(21%)	CV 48%	NR 25%
			NR(96%)	NR 96%	
			CV(29%)+NR(47%)+NS(23%)	CV 29%	NS 47%
			NR(40%)+NS(47%)	NR 40%	NS 47%
			NS(46%)+NR(17%)+CV(28%)	NS 46%	NR 17%
			Endo(33%)+CV(23%)+NS(16%)+NR(23%)	Endo 33%	CV 23%
			NR(30%)+CV(34%)+신장내과(12%)+Endo(15%)	NR 30%	CV 34%
			CV(73%)+RM(12%)	CV 73%	Endo 27%
			CV(44%)+RM(33%)+노년내과(13%)	CV 44%	RM 12%
			CV(30%)+NS(16%)+NR(11%)+Endo(15%)+RM(10%)	CV 30%	RM 33%
			NR(47%)+NS(28%)+CV(17%)	NR 47%	NS 16%
			NS(32%)+RM(20%)+CV(28%)	NS 32%	NS 28%
			Gi(60%)+중양내과(15%)	Gi 60%	RM 20%
			Endo(52%)+CV(22%)+NR(11%)	Endo 52%	CV 15%
			피부과(100%)	피부과 100%	중양내과 22%
			피부과(100%)	피부과 100%	
			Gi(67%)	Gi 67%	정신과 52%
			NR(40%)+정신과(52%)	NR 40%	
			Endo(55%)+CV(23%)+NR(10%)	Gi 55%	CV 25%
			Endo(55%)+RM(24%)	Endo 55%	RM 24%
			CV(63%)+NR(10%)	CV 63%	
			혈액내과(61%)	혈액내과 61%	10%
			Gi(84%)	Gi 84%	
			Gi(92%)	Gi 92%	
			Gi(37%)+CV(22%)	Gi 37%	CV 22%
			CV(42%)+NR(21%)+신장내과(15%)	Gi 42%	NR 21%
			NR(35%)+CV(26%)+신장내과(22%)	NR 35%	CV 26%
			중양내과(52%)+NR(34%)	중양내과 52%	NR 34%

입찰 병원 단수지정 관리장

위와 같은 관리장을 이용하면 목표를 달성하고 있는지, 힘든 부분은 무엇인지 더욱 더 쉽게 알 수 있을 것이고 실행 계획도 점검해 나갈 수 있을 것이다. 관리장이 많아지면 실제로 행동하는 시간보다 그것을 만드는 시간이 많이 소요될 수 있어 필자도 많은 관리장을 사용하지는 않지만 꼭 필요한 관리장에 대해서는 본인이 양식을 만들어 활용해 나가는 것도 매우 중요한 스케줄 관리라고 생각한다.

④ 평가와 피드백 관리

평가와 피드백은 구체적으로 병원 일정에 맞게 한 일은 무엇이고 어떠한 성과가 이번 달에 나왔는지, 이를 근거로 다음 달에 해야 할 일은 무엇인가를 중심으로 이루어져야 한다. 본인이 하는 일인데 무슨 평가가 필요하냐 할 수도 있겠지만 실수가 일어날 수 있다는 가정하에 병원별 시스템 업무에 대한 누락은 크나큰 위험 요소로 발전될 가능성이 매우 크므로 관리장을 통해 실수를 줄이고 프로세스별로 할 일을 완벽하게 진행시킴으로써 내가 목표로 하는 결과를 손에 쥘 수 있도록 하기 위함이다. 전체적인 사무소와 그룹을 관할하고 있는 책임자에게 이러한 관리장 및 평가와 피드백은 매우 중요한 항목이다. 어느 부분이 잘 되었고 어느 부분이 미진한지 파악하여 우리가 집중해야 할 곳을 명확히 지시해서 직원들이 가능하면 한 방향으로 움직일 수 있게 방향성을 제시해 주어야 한다. 이뿐만 아니라 방향성 점검과 전략 재설정을 위해서도 반드시 정기적인 평가와 피드백은 필요하다.

목표 성과 피드백

→ 목표 – 실제 성과 – 목표와 성과 차이의
원인에 대한 평가 – 피드백/변화 사항(행동
이 수정되었는지)

→ 다음 달 수정 계획이 연속적으로 정리되어
진행되고 있는지?

　일종의 체크리스트를 활용해 보는 것도 좋은 방법일 수 있으며 머리로 기억하는 것은 한계가 있기 때문에 꼭 일정의 양식을 문서화시켜서 주기별로 적어놓는 작업이 필요해 보인다.

PART 05

의약품 입찰의
이해와 활용

11

입찰구매 관련 이해관계자

입찰 관련 행동주체들의 관심사항

　의약품 입찰이라는 대명제 아래 하부구조를 분류해 보면 크게 3가지 유형으로 분류해볼 수 있는데 운영 객체별로 병원(요양 기관)과 유통 업체 그리고 제약 회사로 나뉜다. 병원은 의약품을 구매해서 사용하는 곳이고 제약 회사는 병원(요양 기관)에서 사용될 의약품을 제조하는 곳이며, 유통 업체는 제약 회사에서 생산한 의약품을 병원에서 적재적소에 사용할 수 있도록 공급해주는 역할을 한다. 이러한 3가지 유형의 객체는 각각 추구하는 사업의 업과 본질에 따라 큰 틀에선(국민의 삶을 윤택하게 만들어 간다는 점에서) 같을 수도 있지만 좀 더 세부적으로 들어가 보면 어느 한쪽의 이익이 반대되는 업체에게는 손해로 이어지는 구조가 될 수 있다. 이러한 입찰의 특수성과 상반된 고객의 니즈를 이해해 놓고 입찰계약 수립 시 이를 선제적으로 고려하여 접근할 필요가 있다.

1. 병원 : 요양 기관(비영리 단체)

대한민국에 존재하는 병원은 아직까지는 비영리 단체로 존재한다. 비영리 단체이기는 하지만 경영의 효율성이나 건전성을 고려하지 않고 병원을 경영할 수 없기 때문에 입찰을 진행한다면 병원의 득(得)을 우선시할 수밖에 없다. 국공립 병원 대부분의 구매 방식은 입찰계약 방식으로, 대개 1년을 주기로 진행되고 있으며 사립대학병원들도 최근 입찰계약 진행 방식으로 전환하는 추세가 뚜렷해지고 있는 상황이다.

그럼 병원이 입찰 구매를 왜 하려고 하고 이를 통해서 병원이 얻는 득(得)은 무엇인지 고민해볼 필요가 있을 것이다. 현재 대한민국은 병원이 의약품을 싸게 구매해서 평가 차익을 얻을 수는 없는 구조이다. 싸게 구매한 만큼 환자에게 싸게 공급하기 때문에 의약품을 저렴하게 구매하는 이득은 바로 환자가 본다. 입찰을 통해 의약품을 저렴하게 구매하기 위한 노력은 매해 하고 있다. 정부에서 이를 권장하고 있고 주요 경영평가 항목으로 설정하여 병원을 평가하기 때문에 국공립 병원의 경우 의약품 구매 비용의 절감을 우선순위에 두고 입찰을 진행한다. 수의계약 방식이 좀 더 빠른 의사 결정을 도출할 수 있기는 하지만 경쟁의 요소가 없고 상대해야 하는 업체도 한두 곳이 아니다. 그래서 병원의 입장에서는 경쟁의 요소가 가미된 입찰 방식을 이용해 양질의 의약품을 저렴한 가격으로 구매해 환자들에게 공급하려고 하는 것이다. 이러한 방법으로 병원은 경영환경 개선 및 수익 지표 개선을 위해 끊임없이 노력하고 있으며 입찰 구매 방식에도 다양한 변화를 주어 공정성 시비에 걸려들지 않도록 지속적인 노력을 보이고 있다.

2. 제약 회사(영리 단체)

　제약 회사의 입장에서 생각해 보면 입찰이라는 것은 양날의 검이다. 기존 입찰계약 품목에 대해서는 리스크가 생기지만 반대로 입찰을 통해서 기존에 랜딩되어 있지 않은 품목을 새로이 병원에 입성시킬 가능성이 있다. 즉 입찰로 인해 매출이 늘어날 수도 있지만 타 경쟁사의 도전을 극복하지 못한다면 매출을 잃어버릴 수도 있는 것이다. 물론 오리지널 제품만 판매하고 특허가 만료된 제품이나 제네릭 제품을 판매하지 않는 제약사의 경우는 병원에 랜딩만 되어 있다면 입찰 진행과 무관하게 처방 증대에만 집중하면 될 것이다. 하지만 대부분 제약 회사들의 품목 구조가 오리지널 제품과 함께 특허 만료된 제품도 존재하는 것이 현실이며, 거의 모든 국내 제약 회사는 제네릭 제품을 동시에 판매하고 있기 때문에 입찰에 대한 사전 계획과 이에 따른 실행 부분이 정리되어 있지 않는다면 입찰로 인한 리스크는 자연스레 뒤따를 수밖에 없는 것이다. 그럼 제약 회사는 어떠한 부분에 관심이 있으며 입찰로 인해 얻고 싶은 것은 무엇인가를 알아봤으면 한다.

일단 먼저 입찰을 바라보는 시각의 관점이다. 여기에는 각 회사의 유통 정책과 할인 구조 그리고 경영층 마인드가 복합적으로 연결되어 있다. 입찰은 경쟁이기 때문에 경합 스펙으로 입찰이 진행되면 낙찰 업체에서는 가능한 한 많은 보상 조건을 제시하는 제약 회사를 선정하여 병원에 결과를 통보할 것이다. 이때 손익분기점을 고려한 단기적인 계약에 접근할 것인가 아니면 좀 더 넓은 안목으로 장기적인 관점에서 입찰계약을 할 것인가에 따라 계약의 방향성이 달라진다. 낙찰 업체에 보상하는 조건이 손익분기점을 넘어갈 경우 계약을 포기한다라는 지침을 세워놓은 제약 회사와 한두 해는 손해를 보지만 품목의 미래 성장 가능성과 병원의 상징성, 이로 인한 파급효과 등 눈에 보이지 않은 처방 랜딩의 효과를 보고 과감하게 시장을 공략할 준비가 되어 있는 제약 회사와는 일단 접근 방법에서 차이가 생기게 된다는 뜻이다. 입찰을 바라보는 이러한 관점은 입찰 계약 실무를 진행하는 입장에서 극복하기 어려운 계약 포인트라고 할 수 있다.

입찰 관련 실무 협상을 하면서 소문으로 전해 들은 이야기인데, A 제약 회사 회장님의 입찰에 대한 접근법을 한 가지 예로 들어보겠다. A 제약 회사의 회장님은 지역 거점 병원이나 상징성이 있는 병원의 경우 비용이 들더라도 제품을 랜딩시켜서 레지던트부터 진료과 선생님들까지 A 회사의 제품을 처방하게 하여 오리지널 제품 대비 전혀 뒤쳐지지 않는다는 고객의 반응과 인식(약간의 애국심도 강조)을 얻을 수 있다면 결코 아깝지 않은 투자라고 생각하신다고 한다. 장기적인 마케팅 측면까지 생각한다는 것이 경영층의 마인드여서 지금 당장의 수익보다는 현재의 레지던트인 선생님이 향후 개원을 하거나 병원 진료를 보실 때에도 해당 A제약 회사의 제품을 자연스럽게 처방할 것을 그리며 투자의 개념으로 접근하고 있다는 것이다. 이렇게 경영층의 마인드에 따라 주요 입찰 진행의 포인트가 많이 좌지우지되기 때문에 손익 관점의 입찰계약인지 장기적인 시장 개척 측면의 투자인지에 따라 입찰의 방향성이 정해진다고 할 수 있다.

입찰 시장은 무한 경쟁의 시장이다. 많은 회사들이 제네릭을 만들어 시장에 공급하려고 하는 상황에 대비하여 특허가 만료된 제품(기존 오리지널 대조약)을 갖고 있는 회사도 제네릭 제품의 병원 랜딩을 효과적으로 막아내기 위해 다양한 유통 정책을 만들어 대비하고 있다. 이 치열한 전쟁터에서 살아남기 위해서는 결국 어떠한 전략을 만들어 실행하는지가 매우 중요한 포인트다. 예를 들어, 손익 구조를 중요시하는 회사에 근무하는 입찰 담당자의 경우 어떻게 하면 경합 스펙의 조건을 유리하게 지정받을지를 고민하여 실행해야 한다. 과감하게 공격적으로 입찰을 진행하는 제약 회사와는 경쟁에서 질 것이 뻔하기 때문에 경쟁이 가능한 수준의 제약 회사나 입찰 시장에 거의 참여하지 않는 제약 회사를 선택해 스펙을 지정하게 된다면 승산은 그만큼 올라갈 것이다. 즉 제품의 구조적인 특징과 이에 따른 제약 회사의 유통 정책을 사전에 파악하여 자사에 유리하게 입찰을 디자인해 나가야 할 것이며 이러한 전략의 계획 및 실행은 하루아침에 구축되는 것이 아니기 때문에 꾸준한 관심을 갖고 지속적인 노력과 시간의 투자가 필요해 보인다.

3. 유통 업체(영리 단체)

입찰에 참여하는 의약품 유통 업체 입장에서는 병원이 요구하는 의약품을 구매하여 납품을 진행함으로써 수익이 생길 것인가 아니면 손해를 볼 것인가에 관심이 쏠릴 수밖에 없다. 병원이 요구하는 의약품의 공급을 원활하게 함과 동시에 제약 회사로부터 공급받는 제품을 통한 수익 창출에 포인트가 있는 것이다.

병원의 입찰 공고가 나오면 유통 업체는 품목별 수익성 분석을 진행해 어떤 그룹에 얼마 정도의 투찰 가격을 적어낼지를 결정한다. 일반적으로 단독 품목은 제약 회사의 마진이 일정하기 때문에 수익을 창출할 수 없는 구조이지만 경합으로 진행되는 입찰 품목은 수익 창출이 가능하기 때문에 최대한 많은 수익이 발생할 수 있도록 제약 회사와 협상하여 계약의 성과를 이끌어내야 한다. 의약품 입찰과 관련하여 최종 입찰을 낙찰받은 의약품 도매상의 경우 낙찰 본 그룹에 대해 얼마나 많은 금액의 손실을 복구하여 손익분기점을 넘어 수익을 창출할 것인지가 매우 중요한 포인트이다. 최종적으로 입찰 경합 품목 선택의 순간에는 단독 지정 품목의 손실을 만회할 부분에 대해 각 스펙 회사별 계약 조건을 들어본 뒤 유리한 쪽을 파악하여 선택할 수 있다. 하지만 비즈니스의 결정이라는 것이 단순한 조건과 수익만을 보고 이뤄지지는 않는 법이고 입찰 병원만 전문적으로 의약품을 유통하는 업체가 있는 반면 입찰 병원이 아닌 사립병원의 의약품 유통도 함께 진행하는 도매상이 많이 있기 때문에 입찰계약 시 복합적인 요소를 고려(단순한 마진이 아니라 타 병원 납품에도 제품의 선택이 영향을 미칠 수 있음)하여 최종 품목을 선택하곤 한다.

입찰 시장에 참여하는 의약품 유통 업체들도 무한 경쟁 시장에 놓여 있는 상황이며 복잡한 이해관계 속에서 어떠한 선택을 하더라도 이에 연결되는 반대급부를 해결해야 하는 고민이 있는 것은 간과할 수 없는 사실이다. 이러한 난관 속에서 손해의 항목을 줄이고 수익이 날 수 있도록 지속적으로 개선시켜 가는 작업을 진행해야 한다. 입찰 관련 제약 회사의 협조를 얼마나 끌어낼 수 있는지도 의약품 유통 업체 측면에서는 굉장한 영업 경쟁력이라 표현할 수 있을 것 같다. 입찰 도매상의 입장에서도 수익을 내기 위해 고려해야 하는 부분이 한두 가지가 아니므로 예술 작품을 만들어가는 일련의 과정과 같이 각 제약사별 품목의 배분과 조합이 매우 필요한 분야임에 틀림없다.

사립병원의 구매 방식 변경에 따른 우리가 할 일

의약품 구매형태 변화

의약품 시장에도 항상 이슈가 발생하기 때문에 어떠한 시각으로 변화에 접근하는 것이 좋을지 항상 고민하게 된다. 국공립 병원에서는 1원짜리 초저가 입찰 문제, 실거래가 조사 대상처 문제, 최저가 낙찰제 제도 등 입찰 구매 방식과 관련하여 다양한 이슈가 거론되고 있는 상황이다. 사립병원 역시 의약품 구매 관련하여 여러 이슈가 나오고 있는데 먼저 이슈를 논하기 전에 우리나라 의약품 도매 유통업에 대해 먼저 알아보고 세부적인 이슈로 들어가 문제를 다루어 보기로 하자.

1. 의약품 도매 유통업
① 허가 제도에 의한 분류

우리나라에서 의약품 도매 유통업을 하려면 약사법령에 의거하여 정부의 허가를 받아야 한다. 정부의 허가를 기준으로 하여 일반 종합 도매, 수입 의약품 도매, 시약 도매, 원료 의약품 도매, 한약 도매, 안전상비 의약품 도매, 그 밖에 보건복지부 장관이 지정·고시하는 의약품 도매상으로 총 7가지로 나뉘어져 있다.

우리가 주로 관심 갖고 있는 도매상이라고 하면 일반 종합 도매라고 할 수 있는데 이러한 일반 종합 도매도 세부적으로 ETC(전문의약품)도매, OTC(일반의약품)도매, 복합 도매로 나뉜다. 일반 종합 도매는 약사법령에서 규정하고 있는 모든 의약품을 취급하고 있다. ETC 도매의 경우 통상적으로 의료 기관 거래 비중이 60%를 넘어서는 경우를 지칭하고 OTC 도매도 약국 거래 비중이 60%를 넘어선 경우를 말한다. 복합 도매는 영업 활동의 대상이 의료 기관과 약국 어느 한쪽에 치우치지 않고 전략적으로 균형적인 상태를 유지하는 의약품 도매상을 말하며 종합 도매상이라고 지칭을 한다. 국내의 대표적인 종합 도매상은 지오영, 백제약품, 동원약품, 태전약품 등이 있다.

이외에도 품목 도매상이라는 것이 존재하는데 일반적으로 소수 전문의약품을 특정 제약 회사와 총판 계약한 후 계약한 품목의 모든 마케팅 비용을 부담하면서 영업 활동을 하는 소규모의 일반 종합 도매를 지칭하는 도매상 개념이다. 영업 활동을 하면서 흔히 접할 수 있는 항목이라 개념적으로 알고 있으면 참고가 될 것 같아 정리해 보았다.

② 의료기관 지분 구조 및 납품 권한 형태에 의한 분류

현행 약사법 제47조 4항에선 '의약품 도매상은 특수한 관계에 있는 의료 기관이나 약국에 직접 또는 다른 의약품 도매상을 통해 의약품을 판매해선 안 된다.'라고 명시하고 있다. 관련 약사법에 명기된 것을 해석해 보면 결국 지분의 50% 이상을 소유할 수 없다는 이야기인데 법의 가이드라인 안에서 지분 구조를 49% 이하로 설정하여 직영 도매상을 운영하는 의료 기관이 늘어나고 있는 상황이다. 이러한 직영 도매상의 출현 이유는 코로나19로 병원 경영이 어려워지면서 직영 도매업체를 통해 수익을 올리려는 병원이 많아졌기 때문이라고 할 수 있다. 이렇게 의약품 도매상의 지분을 일정 비율 의료 기관이 소유한 경우를 직영 도매상이라고 부르며, 여기에 추가적으로 요양 기관에 의약품 납품 권한을 전적으로 일임하여 진행할 경우를 전납 도매상이라 지칭한다.

전납 도매는 의료 기관의 납품권을 전적으로 일임받았기 때문에 특정 요양 기관과 독점적인 거래 관계를 갖는다고 볼 수 있다. 또한 제약사 입장에서도 품목 랜딩을 위해서는 해당 전납도매상을 꼭 거쳐서 납품할 수밖에 없기 때문에 해당 전납 도매상과 지속적인 유대 관계 증진 및 라포 형성을 유지하는 것이 중요하다.

추가적으로 직영 도매상은 전납 도매권을 가진 것이 대부분이겠지만 전납 도매상이라고 모든 유형이 전부 직영 도매상은 아니다. 의료 기관(병원)과 전혀 관계가 없는 제3자가 전납권을

위임받아 해당 병원에 납품권을 가질 수 있는 경우도 있으며 이러한 경우도 전납 도매라 부르곤 한다.

정리해 보면 사립병원의 전체 의약품 납품 권한을 한 업체에 일임한 경우를 전납 도매라 지칭하고 그중 지분의 49% 이하를 소유하며 의약품 도매상을 운영하는 곳을 직영 도매라 칭한다. 사립병원의 구매 형식이 전납권을 가진 직영 도매 형태로 변화하고 있음을 이야기하기 전 직영 도매와 전납 도매가 무엇인지 이해를 돕기 위해 얘기해 보았다.

2. 의약품 구매 형태 변화에 따른 할 일

앞에서 분류해본 의약품 도매업을 다시 한번 정리해 보면 큰 틀에서 일반 종합 도매와 한정 도매 업체로 나뉠 수 있으며 이 중에 일반 종합 도매는 ETC 도매와 OTC 도매 그리고 이를 혼합한 형태인 혼합 도매상으로 분류한다. 흔히들 혼합 도매상을 종합 도매라 알고 있으며 위에 언급한 대표적인 도매상이 우리가 알고 있는 대표적인 종합 도매상이다. 이러한 분류 중에 ETC 도매상도 국공립 입찰 병원을 주로 대상으로 하여 거래를 하는지와 일반 사립병원 위주로 거래 비중이 큰지를 나누어 볼 수 있는데 전자의 경우를 입찰 도매상이라 칭하며 후자의 경우를 일반 도매라 칭한다. 우리가 알아야 할 의약품 도매상은 종합 도매, 입찰 도매, 일반 도매로, 세분류까지 꼼꼼하게 기억할 필요는 없고 무엇을 지칭하는지만 알아두면 될 듯하다.

추가적으로 약국 거래 비중이 클 경우는 종합 도매라 부르고 요양 기관(병원) 납품을 위주로 하는 도매상을 통칭하여 간납 도매라 부르곤 한다.

지금까지 분류해본 개념에 대해서 주로 우리가 주목해야 할 부분은 바로 전납권을 가진 직영 도매상이다. 기존 전납 도매와 다르게 사업을 하는 업체로서 이익을 추구하고 있는 점과 권한이 점점 강화되고 있다는 점에 주목해야 할 것이다. 이러한 도매상의 출현은 주로 사립병원의 의약품 구매와 관련되어 있다. 내부 프로세스의 업무 숙지와 그와 관련된 행동의 실천도 중요하지만 직영 도매상의 니즈 파악도 병행해야 할 주요 업무 중에 하나가 됐다. 이미 업무를 맡았을 때부터 이러한 도매상이 있었을 경우도 있지만 새로이 설립되어 내가 맡은 품목에 리스크로 다가온 경험도 있었을 것이다. 이러한 변화에 어떻게 접근하여 우리의 것으로 만들어 갈지에 대해 해당 유형 도매상별로 할 일을 정리해 보도록 하자.

① 직영 도매상

의료 기관과 의약품 도매상이 49:51로 지분 구조를 가진 새로운 형태의 의약품 도매상을 직영 도매라 부른다. 이것이 합법인지 불법인지는 정부가 판단할 몫으로 남겨두고 우리가 해야 할 일은 제품 랜딩에 있다. 신약심의위원회에 모든 절차와 규정을 지켜서 상정되고 통과된 품목이라 하더라도 직영 도매상의 이해관계에 부합된다면 제품의 랜딩 및 사용을 통한 처방 증대는 물거품이 될 수 있다는 이야기이다. 따라서 직영 도매상의 득(得)에 대한 부분도 정리가 되어 그를 공감시켜야 할 것이다. 직영 도매상에게 재무적인 제안과 함께 충분히 고려해볼 만한 가치가 있는 비재무적인 제안을 만들어 공감대를 형성해야 한다. 공감대 형성은 우리가 반드시 준비해서 실행해야 하는 부분 중 한 가지이다. 대개 이러한 직영 도매상의 경우 절차의 공정성을 담보하기 위해 특허가 만료된 제품에 대한 견적서와 할인율을 제약사로부터 받는 경우가 많이 있는데 이러한 견적 및 계약 협상 과정에서도 의외로 견적만으로 품목이 교체되거나 추가되는 경우가 많이 있어 병원 내부 프로세스의 관리와 함께 직영 도매상의 관리 또한 병행으로 이루어져야 한다. 여기서 중요한 점은 더욱 더 세밀하고 치밀하게 계획하여 업무를 진행하여야 한다는 것이다. 이 정도면 됐겠지 하며 안일한 생각으로 관리하지 말고 더 집중적으로 직영 도매상 주요 키맨(Key man)에 대해서는 정기적인 방문과 정보 교류가 반드시 필요하다고 생각한다. 한 가지 일이 더 늘었다고 생각하지 말고 또 다른 기회가 생겼다는 마음가짐으로 업무에 임해 주었으면 한다.

② 전납 도매상

직영 도매상과 같은 개념이라고 볼 수 있지만 효율적인 의약품수급과 관리를 위해 특정 도매상에 일괄 의약품 납품 대행을 맡기는 형태가 전납 도매상이다. 요양 기관 측면에서는 역할 분담으로 업무 효율성을 높일 수 있기 때문에 의약품 시장에서도 요양 기관의 니즈에 맞추어 전납 도매의 형태가 출현하여 도매상을 운영하고 있다. 이러한 전납 도매상의 경우도 역시 앞서 언급한 것과 같다고 볼 수 있는데, 서울시에 있는 특정 A대학병원의 경우 의약품 도입 프로세스에 직간접적으로 관여하며 신약심의위원회(DC)를 통과시키는 것보다 전납 도매상 심의 절차가 더 복잡하고 까다롭다는 이야기도 들리는 상황이다. 그만큼 병원 내부의 프로세스를 빠트리지 않고 잘 관리하는 것도 중요하지만 전납 도매상의 품목 심의 기준 및 절차에 따른 관련 규정을 숙지하는 것도 매우 중요해졌다. 전납 도매상이 껴 있는 사립병원을 맡을 경우 그동안 병원을 맡아왔던 선후배들의 경험담과 함께 학습해야 할 부분은 반드시 내 것으로 익혀서 기존 품목 방어와 신규 품목 랜딩에서 좋은 성과를 내었으면 한다. '사립병원이니 들어가 있는 품목을 바꾸겠어?'라고 생각하는 순간 나의 품목이 삭제되어 타 경쟁사 품목으로 대체되는 동시에 나의 성장 계획에도 큰 차질이 뒤따를 수 있으니 전납 도매상에 대한 정보 파악 및 정기적인 방문도 필수적이다. 전납 도매상의 형태는 요양 기관의 규모에 상관없이 다양한 형태로 존재하며 국공립 병원을 제외한 일반 요양 기관의 경우 대개 전납 도매상이 존재한다고 볼 수 있으므로 이러한 점을 염두에 두고 진행하면 좋을 듯하다.

입찰관리의 중요성

국내 의약품 입찰의 추세와 트렌드

국내에서 진행되고 있는 의약품 입찰의 특징을 살펴보고 그 흐름에 따라 우리의 영업인들이 갖춰야 할 준비물은 무엇이 있을까 고민해 보는 시간을 가졌으면 한다. 계속 이야기했지만 환경을 둘러싸고 있는 시스템을 명확히 이해하고 일련의 프로세스에 대해 내가 어떠한 자세를 갖고 영업에 임할 것인지는 굉장히 중요한 요소이다. 이러한 전반적인 큰 그림을 이해해야지만 좀 더 세밀한 전략과 전술의 운용이 가능할 것이라고 생각한다.

1. 전국화 경향

의약품 입찰 시장도 점점 전국화되고 대형 의약품 도매상들이 주요한 국공립 병원과 지역 거점 병원들의 납품을 진행하고 있는 것이 사실이다. 얼마 전까지만 해도 지역의 의약품 납품은 입찰 시 지역 제한을 두어 지역 내에 기반을 둔 입찰 도매상들이 납품을 하였지만 이제는 공정하고 투명한 입찰 환경을 만들어가기 위해 특정 지역 도매 업체에 유리하도록 입찰의 조건값을 지정할 수 없게 되었다. 이러한 입찰 환경의 변화로 인하여 주로 서울, 경기의 수도권 지역을 기반으로 의약품 유통을 진행해오던 업체들이 경상도, 전라도 지역의 납품까지 진행을 하려고 호시탐탐 노리고 있으며 전국화 및 대형화의 추세는 당분간 지속될 것으로 생각한다. 사립병원은 이야기가 다를 수 있지만 점차 국공립 병원의 전문의약품 납품도 경쟁이 치열해질 전망이다. 기존 영업부에 입찰을 맡겨 의약품 도매상을 관리해오던 것에서 전국 단위의 입찰을 커버할 수 있는 입찰팀을 만들어 주요 입찰 의약품 도매상을 관리하게 바뀐 것도 이러한 추세와 무관하지는 않다. 가령 부산에서 진행된 부산대학교 병원 입찰을 서울 지역 도매상이 낙찰시킬 가능성도 무시할 수 없기 때문에 기존에 부산 지역만 관리해오던 영업부 입장에서는 낙찰 업체가 전혀 생소한 업체로 낙찰되면 생기는 리스크가 그만큼 커질 수밖에 없기 때문이다. 이에 따라 한 해의 입찰로 끝나는 것이 아닌 입찰계약과 관련된 여러 정보 및 계약 히스토리에 대해 연속 관리하고 이를 근거로 다음 해 입찰에서 주요한 전략을 디자인해갈 수 있는 팀의 역할이 중요해질 것이라고 생각한다. 물론 이러한 관리 업무까지 영업부에서 잘 진행하고 있다면 상관없겠지만 회사에 일정한 형식을 갖춘 관리 부서를 두고 정보를 관리해야 할 필요성은 매우 크다.

2. 중심화 경향

위에서 언급한 전국화의 추세에 더 이어서 국공립 병원의 입찰은 주요 업체가 많이 낙찰하고 있다. 전체적인 전문의약품 낙찰 현황을 분석해 보면 국공립 병원 최저가 낙찰 방식 적용 시 대부분 ○○팜과 ○○약품이 낙찰 업체로 많이 선정되는 추세이다. 특히 조영제, 수액서 등 특수한 전문의약품을 제외하고 경구제 의약품 그룹의 경우는 두 업체가 낙찰자로 선정되는 경우가 많으며 조금 전에도 언급했지만 대형 국공립 병원의 경구제 그룹 그리고 최저가 낙찰 방식에서 더 그러하다. 이러한 중심화의 이유는 이 두 업체가 사립병원 의약품 납품은 주로 하지 않기 때문이다. 사립병원 납품을 하지 않고 국공립 병원에서 주로 매출을 얻으니 이러한 납품 구조 및 특이 사항을 정확히 알 수 있을뿐더러 경합 제품의 선택에 있어서도 제약 회사의 눈치를 볼 이유가 크지 않아 과감한 제품 선택을 진행할 수 있다. 일반 종합 도매의 경우 사립병원의 납품 규모가 크고 이에 대한 제약 회사의 제품 할인 및 납품 규정이 엮여 있어 특정 제약 회사와의 관계를 쉽게 단절시킬 수 없는 일반 종합 도매와 다르게 입찰전문도매상은 해당 병원 및 낙찰 그룹에 대한 특수성을 잘 고려해 경합 회사별로 조건값을 들어보고 제품을 선택할 수 있기 때문에 최대한 손실을 줄여서 계약을 진행할 수 있는 장점이 있는 것이다. 또한 입찰 시즌에는 여러 곳의 병원을 낙찰시켜 최대한 두세 곳의 입찰을 연계한 협상을 진행할 수 있어 이러한 의약품 입찰 시장의 중심화 경향 또한 당분간 이어질 것으로 예상한다. 국공립 입찰 병원만 전문적으로 투찰하고 연구하는 도매상은 그만큼 비용 산출이나 낙찰 협상에 관한 노하우가 존재한다. 다른 경쟁 업체가 접근하기 어려운 무형의 자산이 있기도 하다. 이러한 중심화의 경향을 잘 이해하고 입찰 진행 시 적극적인 입찰 관리를 진행해야 한다.

3. 경쟁화 가속

입찰은 결국 병원 측에서 경쟁이라는 요소를 첨가하여 양질의 의약품을 좀 더 저렴한 가격에 구매하고자 벌이는 행위이다. 이러한 측면에서 생각해 보면 특허가 만료된 의약품에 대해 경쟁의 요소를 가미하여 제네릭 제품과 경쟁을 하게 하느냐 아니면 기존의 특허가 만료된 제품을 단독 지정(스펙을 한 회사만 지정)하여 입찰을 진행할 것인가 하는 문제에 직면하게 된다. 일정 성분에 대해 좀 더 저렴한 가격에 의약품을 구매하고 싶다면 경쟁을 시키는 방법이 가장 효과적일 것이라고 생각한다. 하지만 특수 의약품이나 특정 질환에 쓰여야 하는(항암제, 면

의약품의 경우 무턱대고 제네릭 제품이 나왔다고 경합으로 풀어버릴 수는 없기 때문에 선정 DC 기간에 약품의 단독 지정 여부를 판단해 입찰에 부치곤 한다. 매해 특허가 만료된 의약품은 계속해서 나오고 있는 상황이고 이에 따라 제네릭 의약품도 출시되는 상황에서 각 성분별 특수성을 감안하기는 하겠지만 전반적으로 특허가 만료된 의약품의 단독 지정 추세는 감소되는 것이 사실이며 반대로 제네릭 제품과의 경합 제품 선정은 늘어나고 있는 추세이다. 그만큼 병원에서 의약품 구입 비용 절감을 위해 많은 노력을 보이고 있고 정부에서도 이를 뒷받침해 의약품 구입비 절감에 따른 인센티브 정책을 펼치고 있다. 국공립 병원에서는 이러한 단독 지정 품목 수의 연도별 숫자를 제한한다든지 진료과별 단독 지정 품목 수를 제거하면서 입찰을 통한 저렴한 의약품 구입을 유도하고 있는 상황이다. 현행의 국공립 입찰 방식하에서 당분간 경쟁 속도는 가속화될 것으로 보인다. 특히 사립병원의 입찰 방식에는 이러한 경쟁의 요소가 가미되어 있지 않지만 전체적인 추세로 볼 때 변화 가능성이 전혀 없다고 할 수 없기 때문에 의약품 입찰 시장에서의 경쟁의 가속과 변화는 계속 이어질 전망이다.

입찰관리의 중요성

1. 근거 중심의 영업 환경 조성

  각 제약 회사마다 근무 조건과 승진 규정 등은 회사 고유의 문화와 관련이 깊다. 회사의 인재 육성 방향이 어느 방향을 취하고 있는지가 한 개인의 성장과 밀접하게 관련이 있으며 이러한 조직에서 성장하기 위해 직원들은 오늘도 주어진 환경에서 열심히 노력하고 있다. 회사의 제도에 대해 이해하고 관련된 업무에 대해 근거를 갖고 업무를 진행하듯이 영업과 관련된 업무를 할 때 근거 중심의 업무를 진행하느냐 개인의 감에 의한 업무를 진행하느냐는 업종과 업무에 따라 다를 수 있지만 운영 관리 측면에서는 근거 중심의 업무를 좀 더 선호할 것이라고 생각한다. 입찰은 리스크가 굉장히 큰 만큼 기회도 분명히 존재한다. 우리의 업무가 개인의 자율성과 창의성을 필요로 하는 업무가 아니라면 리스크가 발생할 수 있는 요소를 사전에 차단하고 지난 해 입찰 결과를 복기하여 발생한 문제점을 근거로 새로운 전략을 수립해야 한다고 생각한다. 입찰 관리는 결국 이러한 근거 중심의 영업 환경 조성을 위한 것이고 또한 비체계적인 업무 소통보다는 체계적인 업무 관리가 회사와 직원의 성장을 위해서는 더 효율적이고 도움이 될 거라는 확신이 있기 때문이다. 개인이 알아서 하기를 기다리기보다는 제3자 입장에서 데이터를 분석하고 이를 근거로 입찰의 방향성을 함께 고민하고 소통할 수 있는 부서의 존재는 변화하는 의약품 구매 환경에서 반드시 필요한 소통 창구라 생각한다.

2. 정보 관리 효율화

위에서도 언급한 내용이지만 매해 입찰이 진행되면서 결과에 대한 분석 자료의 정리 및 경쟁사 현황에 대한 업무 소통 및 피드백은 굉장히 중요하다고 할 수 있다. 매해 입찰 결과를 협소하게 우리 것만 관리하고 정리할 것인지 아니면 전체적인 경쟁사 현황도 정리해 타 경쟁사 활동 사항까지 반영시킬 것인지도 고민해 봐야 할 문제이다. 이러한 종합적인 입찰 히스토리의 누적 관리를 통해 병원별 주요 낙찰 도매와 유형에 따른 전략 실행이 가능하도록 정보를 전달해 줄 수 있는 관리 부서의 존재는 또 하나의 영업 무기이자 영업부가 행정 업무에 신경 쓰지 않고 본질 업무에 집중할 수 있는 환경을 만들어 줄 좋은 방안이라고 생각한다. 데이터가 모이게 되면 이를 활용한 좀 더 발전적인 아이디어와 성공 사례가 만들어질 수 있다. 사내에 흩어져 있는 정보의 컨트롤 타워(control tower) 역할을 하는 부서가 있다면 정보의 활용 및 통제에 대해서도 효율적으로 관리해 갈 수 있을 것이다.

3. 체계적인 의사 결정 과정 구축

각 회사마다 업무에 진행 여부를 결정할 수 있는 체계적인 의사 결정 방법이 있듯이 입찰 과정의 의사 결정에 대해서도 영업부가 전체적으로 이해하고 소통할 수 있는 입찰 의사 결정 과정 시스템이 필요하다. 암암리에 누구는 친하니까 계약을 해 주고 누구는 친분이 없다는 이유만으로 계약 진행을 꺼려하는 업무 문화는 지양되어야 한다. 회사의 이익과 병원의 상징성, 그리고 제품의 파이프라인 등을 판단하여 진행 여부를 결정하는 체계적인 팀이나 부서의 존재는 반드시 필요하다고 생각한다. 이러한 의사 결정 과정이 복잡하면 안 되겠지만 현장에서의 의사 결정 사항도 심플하게 정리하여 실행할 수 있도록 설계해야 한다.

특히 의사 결정 구조를 설계하는 경우 어느 한 부서에 일방적으로 권한을 일임해 놓는 것이 아니라 영업부와 관리 부서의 의견을 서로 반영하고 조율해 줄 수 있는 구조가 필요하며 이러한 투명한 의사 결정 방식의 운용이야말로 누구나 차별받지 않고 공정한 기회의 환경에서 영업 활동을 할 수 있게끔 하는 의사 결정 구조이다. 영업부와 경영층의 의사 결정을 조율하고 합리적인 의사 결정을 도출하는 관련 부서의 존재는 입찰 구매 방식의 변화에 따라 반드시 갖추어야 할 관리 항목이다.

체계적인 업무 교육의 중요성

글 중간에 계속해서 언급하는 내용이지만 결국 시스템 안에 사람이 있는 것이기에 병원의 시스템이 어떻게 돌아가는지 이해하지 못하면 내가 하고자 하는 일이 쉽게 성과로 연결되기 어렵다. 전체의 큰 맥락에서 병원 영업이 비슷해 보일 수 있어도 주어진 병원 규모와 상황에 따라 조건값이 상이할 수 있다. 이러한 큰 그림(병원 영업의 공통적인 부분)과 개별 그림(개별 병원별 특수한 조건값) 간의 조화를 얼마나 내 것으로 만들 수 있냐에 따라 병원 영업의 성패는 좌지우지된다.

이번에 이야기하고 싶은 내용은 이러한 관리적인 측면에서 회사가 설계해 줘야 할 환경적인 부분이다. 전체적인 큰 그림과 개별 그림에 해당되는 노하우뿐만 아니라 영업 기본기 및 업무 노하우에 대한 무형의 자산을 어떻게 관리할까를 놓고 이야기를 해 보고 싶다. 즉 병원을 담당하고 있는 개별 직원이 시간이 좀 소요되더라도 스스로 알아서 병원 시스템 및 주요 프로세스에 대해 파악하도록 시간을 줄 것인지, 수년간의 노하우를 체계적으로 관리하여 직원과 소통할 수 있는 환경을 만들어 병원 시스템의 이해도를 높여 현장에서 자유자재로 활용할 수 준으로 역량을 높여 줄 것인지를 말하고 싶은 것이다. 물론 정답은 없다. 하지만 회사의 무형자산인 영업 노하우를 관리하는 것과 아닌 것에는 차이가 있다. 영업에 대한 지적재산 관리는 회사 자체적으로 기준에 맞추어 유형별로 정리하여 매뉴얼화 시킴으로써 직원들이 좀 더 회사의 방향성과 전략을 이해하고 개별 병원에 최적화된 전략을 설계하여 실행하도록 돕는, 매우 경쟁력이 큰 무기가 될 수 있다. 이러한 교육 콘텐츠의 개발 및 정리는 결국 회사의 영업 경쟁력 강화 포인트로 이어질 가능성이 매우 높음을 인지하고 여기에 많은 시간과 노력을 투자해야 할 것이다.

1. 사내에 흩어져 있는 고급 영업 노하우 정리

체계적인 영업 노하우의 정리는 곧 회사의 무형 자산을 정리하는 일이다. 무엇보다도 개인에게 체(體)화되어 있는 병원 영업의 노하우를 조직의 언어로 정리하는 1차적 작업이 필요하다. 그러기 위해서는 사내의 고수들(병원 영업의 노하우를 갖고 있으며 누구나 인정할 만한 성공 스토리가 있는 자)에게 자문을 받아 정리하는 것이 가장 좋을 듯하다. 아마 영업 사무소나 팀에 자체적으로 인수인계 시 알려주는 내용 또는 양식의 폼이 있거나 아니면 구전을 통해 암암리에 전해 들은 내용이 있을 것이다. 이러한 정보를 체계적으로 정리해서 일종의 정형화된 양식으로 정리를 해가야 한다. 이러한 정리를 통해 병원 영업의 전체적인 그림과 각 유형에 대한 노하우를 좀 더 세밀하게 검증할 수 있다. 그리고 이렇게 검증된 결과는 병원 영업 기본기 업무 중 반드시 학습해야 하는 항목으로 만들어 직원들과 소통해야 한다. 기본기라면 누구나 이 정도는 반드시 알아야 하는 업무이다.

즉 병원 영업을 한다고 마음을 먹었으면 반드시 알아야 하는 내용이기 때문에 교육과 평가는 병행되어야 하며 일정 수준 이상의 직원만이 병원 영업을 할 수 있도록 집중적인 관리가 뒷받침되어야 한다. 결국 사내에 흩어져 있는 영업 노하우를 한 곳으로 집중시켜 이에 대한 관리 및 교육을 진행하기 위해서 먼저 사내 고수들의 조언을 통해 업무 방향성을 설정하고 이를 데이터화하여 정리해 놓는다면 좋은 교육 자료로 활용될 가치가 매우 크다. 고급 정보 및 기본기에 대해 어느 개인의 노하우가 아닌 직무를 가진 모든 직원의 역량을 강화시키는 방향으로서 회사의 관심과 시간의 투자가 필요해 보이는 항목이라고 할 수 있다.

2. 실무 교육 진행(A to Z)

사내에 흩어져 있는 영업 노하우에 대해 전체적으로 어느 정도 정리되었다면 회사의 정책과 방향에 맞는 항목에 대한 정리를 해야 한다. 즉 큰 그림 측면에서 숲을 보는 전체적인 지도를 그릴 수 있도록 교육을 디자인해야 한다는 것이다. 이러한 교육 디자인은 직원들과 소통 시 같은 방향과 전략을 고민하고 실행할 수 있는 중요한 접점이 된다. 너무 세밀한 개별 병원의 노하우만 강조하다 보면 왜 하는지, 어떻게 하면 좀 더 효율적으로 일할 수 있는지 고민하지 않고 시키는 업무만 하는 담당자로 남기 쉽다. 그렇기 때문에 잔가지에 너무 집중하다 숲을 놓치는 경우가 없도록 전체적인 숲을 볼 수 있는 업무 기본기를 알려주고 이를 근거로 개별 병원의 특수성을 적용시키는 방법을 알려주어야 한다. 이는 병원 영업을 처음 시작하는 직원뿐만 아니라 이미 병원에 잘 알고 있는 직원에게도 전체적인 방향성 점검 차원에서 필요하다. 거래처 변경 등의 이슈가 발생할 수 있기 때문이다. 실무 교육 측면에서 기본기와 심화 학습 과정을 나누어 교육을 진행하는 것도 좋은 방법이며 회사에서 진행하는 정기 교육에 한 카테고리를 넣어서 변화하는 영업방식과 환경을 알려주고 소통해 줄 필요성이 있다는 것이다. 이러한 교육 투자야말로 회사의 핵심 경쟁력을 강화시키는 실질적인 성공 포인트라고 생각하며 실제로 많은 제약사들이 이에 대한 투자를 게을리하지 않고 있다.

3. 교육 콘텐츠 개발 및 접근성

실무 교육의 진행에도 정기적인 교육과 비정기적인 수시 소통이 있을 수 있는데 시대적인 상황을 고려하면 오프라인(off-line) 교육의 진행이 쉽지 않을 것이다. 하지만 시대가 변해 가는 만큼 교육의 콘텐츠와 접근성 측면에서의 투자가 필요해 보인다. 온라인 교육 시스템 구축에 따른 콘텐츠는 무엇이 좋을지 고민해 보고 이를 적극적으로 활용해 나가야 할 것이다. 또한 직원들이 언제 어디서나 찾아보고 활용할 수 있도록 USER 환경도 관심을 갖고 투자해야 할 항목이다. 사내에 흩어져 있는 지식 자산 정리를 통해 이를 체계적인 매뉴얼로 개발시키는 작업은 눈에 안 보이는 무형자산에 대한 투자이지만 반드시 투자한 만큼 좋은 결과가 따라올 것이다. 결국은 함께 고민할 것인가 아니면 영업부의 몫으로 남겨 둘 것인가에 대한 선택의 문제이다. 회사에서도 이러한 관심을 함께 고민하고 역량 강화 측면에 투자를 아끼지 않는다면 시대의 변화를 능동적으로 대처해 나갈 수 있는 경쟁력 있는 무기를 영업부 직원에게 장착해 줄수 있다고 생각한다. 즉 '사람이 미래'라는 말처럼 사람에 대한 투자야말로 지속 가능 경영을 실현할 수 있는 지름길이다.

입찰 과정의 주요 소통 포인트

방식에 약간 차이가 있기는 하지만 점차 의약품 구매 형태는 입찰 구매 쪽으로 흘러가고 있는 추세이며 이러한 흐름의 트렌드는 당분간 지속될 것으로 생각한다. 입찰은 회사 입장에서는 리스크 항목이다. 리스크를 잘 관리한다면 기회 요인으로 작용하여 매출이나 수익의 이득을 볼 수 있지만 관리가 되지 않으면 매출 하락과 손실로 이어져 한 해 농사를 망치는 결과가 나올 것이다. 이러한 입찰 진행 과정 속에서 제약 회사의 관리 포인트를 함께 고민해 보고 나아가야 할 방향을 설정해 보도록 하자.

1. 입찰은 비밀이 아니다(투명한 소통 과정이 필요하다)

　낙찰 업체가 선정되면 경합 품목의 조건을 갖고 협상을 진행하게 된다. 이때 직접 낙찰 도매상을 방문하여 회사의 조건과 낙찰 도매의 조건을 맞춰 본 후 가능하면 기존 품목의 방어와 신규 경합 품목의 계약을 위해 제약 회사 입찰 담당자들이 협상을 진행하게 된다. 이때 대기 장소에서 제약 회사끼리 서로 안면이 있어 담소를 주고받다 보면 입찰 관련 정책이나 전략을 들을 수 있다. 그런데 의외로 일부 제약 회사들이 입찰 관련 업무를 일부 소수의 제한된 업무로 여기고 정책이나 할인 내용을 비밀로 한다고 해서 깜짝 놀라는 경우가 많이 있었다. 회사의 입찰 진행 사항에 대해서 본인밖에 모르고 타 직원들에게 어떻게 진행되고 무엇이 리스크인지 알려주지도 않고 있다고 말하는 경우도 있었다. 더 나아가 회사에서 본인을 제외하고 모르는 부분은 나의 경쟁력이기 때문에 회사에서 오래 버티려면 이러한 부분은 알려주지 말고 본인의 노하우로 오래 갖고 있으라고 충고해 주는 입찰 담당자도 보았다.

　그러면 실제로 이렇게 비밀스럽게 입찰을 진행하고 일부의 사람만이 계약 조건을 아는 것이 옳은 방식인가? 개인적인 의견을 말해 보라고 하면 아니라고 생각한다. 입찰 과정에 대한 의사 결정 과정이 투명하지 않고 어떻게 입찰 할인 정책이 설정되어 있는지 공식적인 확인 문서나 근거가 남지 않아 담당자 본인의 머리로만 기억하고 있는 것이라면 회사로서는 입찰 자체로의 리스크보다 더 큰 위기 요인이 있는 셈이다.

입찰은 비밀이 아니다. 입찰의 과정과 진행 사항은 투명하게 공개되고 관리되어야 한다. 그렇지 않고 담당자에게만 의존하게 되면 낙찰 업체의 과도한 보상 요구에도 흔들릴 수 있고 또 다른 불법적인 부분에 관여할 수 있는 개연성이 존재한다. 협상을 치열하게 하되 회사의 의사 결정은 투명하게 공개하여 관리되는 시스템을 만들어 놓아야 한다. 어느 한 개인의 감에 의해서 입찰을 진행하기보다는 투명한 의사 결정 구조를 만들어 이를 토대로 협상을 진행하고 근거 중심의 입찰계약이 될 수 있도록 해야 한다. 이렇게 되어야지만 어느 한 개인이 아니라 회사가 의사 결정한 사항이 입찰에 반영되는 구조가 되는 것이다. 입찰은 개인이 비밀스럽게 하는 것이 아니라 회사의 투명한 의사 결정 구조에 의한 전략적 판단으로 진행되는 것이다.

2. 입찰은 99% 사전 계획이다

'전쟁에서 싸우지 않고 승리하는 법.' 얼마나 좋은 문구인가? 전쟁 중에서 싸우지 않고 승리하는 법을 아는 자는 결국 천하를 다스릴 것이다. 다르게 생각해 보면 상대방의 적도 싸우면 뻔히 질 것을 알기 때문에 도발을 안 한다는 의미이고 그만큼 철두철미하게 전쟁을 준비했다는 의미일 것이다. 비슷한 문구로 좋아하는 것이 바로 '이겨 놓고 싸운다'이다. 두 문장 모두 사전에 완벽하게 준비하여 빈틈을 하나도 주지 않는다는 의미로 해석해 볼 수 있다. 입찰은 결국 사전에 올바른 계획이 없으면 백전백패이고 의약품 경합 입찰의 경우 낙찰 업체의 요구 사항에 아무런 대비책 없이 끌려다닐 수밖에 없는 것이다.

그러면 어떻게 사전 계획을 세울 수 있는 것일까? 이러한 부분은 입찰 담당자 혼자가 할 수 있는 부분이 아니다. 전년도 입찰의 복기 없이 새로운 계획이 나올 수 없고 입찰을 위해 반드시 알아야 할 주요 규칙과 규정, 그리고 병원의 시스템과 주요 KOL관리 등 반드시 알고 넘어가야 할 부분이 한두 가지가 아니다. 물론 해당 병원을 오랫동안 맡아서 병원의 전반적인 관련 규정이 몸에 체(體)화되어 있는 영업 직원은 별 문제 없이 입찰을 준비하고 성과도 낼 수 있겠지만 업무 인수인계를 통해 해당 병원을 처음 맡는 직원이나 신규로 발령받은 직원은 이러한 규정과 병원의 시스템을 잘 알지 못하고 무엇을 준비해야 할지 당황할 수 있다. 그렇기 때문에 요즘 제약 회사들도 입찰 팀을 만들어 입찰 히스토리와 진행 사항 및 규정에 대해서 정보의 연속 관리가 되도록 체계적으로 움직이고 있다. 이러한 관리 및 정보의 소통은 다음 입찰을 준비하는 데 있어 소중한 자산이다. 입찰 관리 부서는 직접 입찰을 진행하지 않고 주로 교육에 집중하여 소통하는데 주요 관리 항목에 대해서는 아래와 같이 정리해 보았다.

■ 입찰 관리 주요 항목
  • 분석 및 교육 : 전년도 입찰 리스트 분석/방향 설정 → 영업부 소통 (현황 확인 : 단독/경합/스펙 추가해야 할 품목/전년 계약 품

목/낙찰 도매).

- 전략과 방향 설정 : 단독 지정 받을 품목과 경합 계약을 통한 방어 및 신규 품목 리스트 업.
- 입찰 관련 스펙 작업 : 가능한 자사에 유리하게 스펙 지정 작업(경합이 될 경우 틈새시장 공략).
- 업무 협업 with MKT : 단독 지정 명분 개발 및 영업부 업무 소통.

위와 같이 간단하게 사전에 분석되어야 하고 그에 따른 해야 할 일이 정리되어야 한다. 전략과 방향 설정 측면에서도 매해 변화할 수 있는 입찰 규정에 대해서 사전 정보 파악을 통해서 올해의 입찰 방향을 끊임없이 정리하여 실행하여야 하며 경합 입찰로 진행될 것이라면 가능하면 우리 회사와의 경쟁에서 유리한 회사가 스펙으로 지정되어 입찰이 공고될 수 있도록 관리해야 한다. 사소한 것이라고 생각할 수 있지만 입찰을 진행하다 보면 이러한 스펙 지정 하나가 큰 금액의 손실을 예방할 수 있는 하나의 중요한 관리 포인트이니 반드시 짚고 넘어가야 할 부분이다. 이렇듯 입찰은 방관이 아니라 관심이고 사전 준비이다. 짜임새 있는 입찰의 진행을 위해 입찰팀이 준비해야 하는 부분과 영업부가 해야 할 R&R을 명확히 설정해 주고 월별로 피드백하고 관심을 가져야 우리가 목표로 하는 결괏값을 얻을 수 있다. 그냥 아무 노력도 안 하고 방관하다가는 리스크에 무방비로 노출될 가능성이 매우 크기 때문에 반드시 사전에 관심을 갖고 입찰을 준비하여 시스템적으로 업무가 진행될 수 있도록 각 병원별 업무 프로세스를 개선시켜 나가야 한다.

3. 사후관리 소통의 중요성

입찰은 사전의 계획이 99%이긴 하지만 사후관리도 매우 중요한 포인트이다. 실질적인 입찰 관련 계약이 진행되고 계약의 조건값이 무엇인가에 따라서 계약 이행에 대한 점검이 필요하다. 특히 입찰 경합 품목의 경우 낙찰 업체에 원내외 처방에 대한 약품 보상이나 매출 할인 등의 지원이 진행되기 때문에 이에 대한 관리가 필요한 것이다. 앞에서도 이야기했지만 이러한 계약 조건이나 낙찰 업체 할인 내역을 어느 특정 소수만 독점하여 관리되면 안 되고 시스템에 등록하여 누적 관리가 될 수 있도록 입찰 사후관리를 진행해야 한다. 제약 회사의 입장에서 주요 사후관리 포인트를 함께 점검해 보도록 하자.

① MBO 처방 이행률 관리

입찰 경합 품목의 경우 대개 영업부의 도전적인 목표를 바탕으로 입찰 할인 금액을 책정하여 낙찰 도매에 제시를 하는 경우가 많이 있다. 담당자 입장에서는 기존에 처방을 유지해 오던 품목이 있을 것이고 새로이 다른 회사와의 경쟁을 통해 계약을 하고 싶은 품목이 있을 것이다. 두 가지 모두 현재 처방 현황을 분석하고 향후 미래의 처방 수준을 예측하여 MBO를 제시하는데 이를 근거로 하여 입찰계약 담당자는 낙찰 도매와 협상의 제시 조건을 설정한다. 즉 영업부에서 제시하는 MBO 및 현 처방 수준을 기본적인 자료로 설정하여 계약 여부의 할인 수준을 결정하기 때문에 MBO 처방 이행률 관리가 매우 중요한 포인트이다. MBO는 도전적인 목표로 설정하는 경우가 많아서 이를 근거로 할인의 기준을 삼으면 할인 수준은 매우 작을 수 있다. 실제로 처방이 MBO 목표에 달성되지 않고 기대 수준에 매우 못 미치게 달성된다면 회사로서는 계약 시점에는 매우 훌륭한 계약이라고 자평할 수 없다. 결국 1년 후 계약이 마무리될 때에는 손실이 눈덩이처럼 커져서 계약을 안 하는 것이 더 효율적인 의사 결정일 수 있는 것이다. 이러한 리스크는 사전에 반드시 알려주어야 하고 월별로 피드백하여 계약 이행률 점검 포인트를 말해 주는 부서나 팀이 있어야 한다. 영업부 자체적으로도 관리 안 하고 별도의 관리 부서도 없으면 결국 계약만 하고 약 1년 동안 입찰 사후관리가 되지 않아 자칫 잘못하면 그 누구의 책임도 아니라고 생각되는 도덕적 해이에 빠질 수 있다. 그렇기 때문에 MBO 이행에 대한 사후관리는 매우 중요한 입찰 관리 포인트라 말할 수 있으며 실제적으로 평가를 통해 다음 입찰 진행 시 계약 진행 여부를 반영하여 하기로 한 일은 반드시 한다는 입찰 문화를 만들어 가야 한다.

② 이행 관리 평가

　근거 있는 목표가 설정되어 잘 이행되고 낙찰 도매의 할인 금액 집행도 정상적인 범위 안에서 잘 관리되고 있는지에 대해서 감으로만 판단하면 안 된다. 제대로 관리되고 통제되려면 월별로 이행 관리에 대한 평가가 반드시 뒤따라야 한다. 간단한 예시로서 아래 표를 참고하면 이해하는 데 좀 더 쉽게 접근할 수 있을 것 같다.

영업부	사무소	소장	7월 최종 평가	영업부 전체 현황			기타지표		주요품목 현황							평가 (90%↓)
				누계 MBO	누계 실적	실적 달성률 (~5월)	할인율 (net/실적)	X거래 처 수 (90%↓)	확정된 실적 (21년 5월)			예측 관리 (21년 7월)				
									품목수	MBO	실적	실적 달성률	확인 금액 6월	7월	예측 달성률	

입찰처 MBO 이행률 관리표

　이러한 평가는 나의 위치를 정확히 알려주고 MBO라는 것이 책임감 있는 영업 활동을 통해 꼭 달성해야 하는 목표라는 생각을 심어 주어 회사의 손실을 최소화하는 데 도움이 되기 때문에 영업부 및 개인의 발전을 위한 주요한 소통 항목으로 만들어 나가야 한다. 즉 입찰의 사후관리 측면에서 반드시 필요한 항목이며 관리 부서는 책임감을 갖고 이에 대한 이행률이 잘 관리될 수 있도록 주기적인 업무 소통을 진행해야 한다.

전체적으로 정리해 보면 결국 영업 담당자와 그가 속한 영업 본부, 그리고 회사의 동반 성장을 위해 MBO 이행 관리를 통한 책임 경영 실현은 매우 중요한 항목이다. 이를 관리하는 유관 부서는 이행 여부를 체크하여 잘 이행되고 성과가 좋은 담당자나 사무소에는 차기 입찰계약 시 다소 도전적인 목표 설정을 했더라도 입찰계약을 진행해 주는 혜택을 제공함과 동시에 별도의 인센티브를 마련해 성과를 인정해 주는 방법을 고민하면 좋을 듯하며, 반대로 이행률이 안 좋은 담당자나 사무소에는 책임을 물어 차기 입찰계약 시 페널티를 준다든지 아니면 별도의 대책을 만들어 실행할 필요가 있다. 결국 책임 경영의 실현이 가장 중요한 맥이라고 할 수 있다. 이는 하기로 한 일은 반드시 주인 정신을 갖고 해낸다는 회사의 문화를 실현하는 데도 중요한 관리 포인트라고 할 수 있다.

③ 입찰 주문 관리
■ 단독(단수) 품목 관리

단독 스펙 품목의 경우 제약 회사 입장에서는 할인율을 과도하게 설정해 줄 필요 없이 회사의 가이드라인 기준으로 원내 납품 부분에 한하여 납품이 진행되도록 주문 관리가 되어야 한다. 일단 원내 납품 할인 가격이 낮은 수준이므로 과도한 원내 발주가 나올 수 없지만 단독 품목인데 할인이 타 병원에 비해 많이 설정되어 있는 경우 실제의 주문보다 과도한 원내 발주가 나올 수 있으므로 이에 대한 원내 실발주 여부를 확인하여 주문 관리해 줄 필요가 있다.

■ 경합 품목 관리

경합 품목의 경우 대개 원외 처방을 보상하는 경우가 많아 물품으로 낙찰 업체에 제공할 경우 배수 계약을 많이 한다. 원내 납품 할인가를 기준으로 하여 어느 정도의 양을 할인하여 공급할지를 낙찰 업체와 협상해서 제시를 하는데 우리 회사의 협상 조건을 낙찰 업체가 받아들이게 되면 1년간의 입찰계약이 성립되는 것이다. 이때 배수 계약에 대한 부분을 어떻게 할인하여 납품할지를 설정해야 하는데 대체로 월별로 포장 단위에 맞는 주문 수량을 설정해 놓는 것이 가장 편한 방법인 것 같다. 예를 들어, A병원의 입찰 품목에 우리 제약 회사의 소화기 품목이 경합 입찰 품목이었는데 원내 예정량이 약 100만 원(약가 : 1,000원/포장단위 100T)이었고 낙찰가가 약 70%이었다고 가정해 보자. 이러한 가정하에 우리가 제시한 원내 70% 할인의 3배수(보상 금액 = 원내 예정 금액 100만 원×70%×3 = 70만 원×③ 금액(210만 원)를 낙찰 도매에서 받아들인다고 하면 위의 조건값에 한 통당 가격이 10만 원이므로 낙찰 업체는 한 통당 7만 원씩 할인받아 구매를 하는 것이다. 총 원내 예정 금액(100만 원)의 3배수 계약을 했기 때문에 연간 30통(100T기준: 10만 원)을 도매상에 70% 할인 조건으로 공급해 주면 되는 것이다. 이러한 설정값에서 30통을 12개월로 나누어 경합 품목의 주문 관리가 진행될 수 있도록 해야 한다. 물론 실제 원내 사용 수량 증가로 인한 약간의 할인 수량 증감이 있을 수 있지만 적어도 10% 내외로 주문 관리되도록 하는 것이 입찰 사후관리의 매우 중요한 포인트라고 할 수 있다. 이러한 주문 관리는 낙찰 업체과 제약회사에 서로 득(得)이 되는 상생 협력 사항이며 상호 신뢰를 바탕으로 한 계약 조건의 이행 측면에서 반드시 통제 관리되어야 할 중요 항목이다.

전체적으로 보면 입찰의 사전 계획부터 실행, 그리고 결과가 나온 이후의 사후관리까지 시스템적으로 관리되고 통제되도록 입찰 일정별 계획에 대해 주관 부서가 고지하고 실행 여부 및 결과에 대한 피드백을 주어야 한다. 입찰 관리팀이 필요한 이유도 바로 이러한 측면에서 이야기할 수 있는데, 입찰은 사전 계획과 사후관리가 필요한 만큼 영업부가 알아서 하는 일이 아니라 함께 협력하여 방향성을 설정해야 하는 일이므로 사전 점검과 보완을 통해 목표가 달성될 수 있도록 소통하는 컨트롤 타워 부서가 필요한 것이다. 이러한 컨트롤 타워 부서의 역할은 특히 계열 병원 입찰(예 : 보훈병원입찰)에서 많은 시너지 효과가 날 수 있다. 영업부가 속해 있는 각 사무소의 입장도 중요하지만 전체적인 회사 방향성을 이해시키고 전략에 녹여 한 방향으로 몰입할 수 있는 환경을 만들어 주는 부서가 입찰에서는 굉장히 중요하며 실제적으로도 이로부터 많은 성과가 창출되고 있다.

14

전략적 사고로 입찰 계획 세우기

입찰을 왜 하냐고 물으신다면?
(우린 계획이 있으니까)

"너는 다 계획이 있구나." 영화 〈기생충〉에서 송강호 배우가 했던 말이다. 입찰을 왜 하냐고 누군가 물어본다면 우리에겐 계획이 있고 완성하려고 하는 목표를 달성하기 위해 전략적인 접근을 통한 입찰을 한다고 하겠다. 이러한 계획적인 부분을 BCG matrix와 연계하여 설명하고 입찰의 접근법에 단기적이고 한시적인 실행이 아니라 중장기적인 계획과 실행이 뒷받침돼야지만 입찰 시장에서 강자로 살아남을 수 있다.

1. BCG 매트릭스

① 개요

보스턴자문단법(Boston Consulting Group Approach)에 의한 매트릭스(matrix)는 70년대 보스턴컨설팅그룹이 개발한 사업 포트폴리오 분석 차트로, SBU 또는 제품을 평가하기 위해 매출 또는 시장의 성장률-상대적 시장 점유율(Growth-share matrix)로 구분한 매트릭스 위에 나타내는 방법을 말한다. 산업수명주기이론을 바탕으로 하고 있다.

■ SBU

전략사업단위(Strategic Business Unit)의 약자로 경쟁자 및 고객을 대상으로 제품이나 서비스를 제공하는 사업조직단위를 의미하는 사업부제의 한 형태이다. 각 사업부 간 고객 요구가 다양함에 따라 자원 중복이 생겨나는 등의 불편한 점이 드러나게 되었고, 그렇게 생겨난 요구에 대응하기 위해 사업부별로 전략을 책정하고 실시해 가는 조직이 SBU다. 이 SBU는 그 리더가 업무에 대한 전권을 가지고 업무를 수행하며 보통 독립채산제로 운영되는 경우가 많다.

(출처 : 네이버 지식백과, SBU 시사경제용어사전, 2017. 11, 기획재정부)

- 매출을 지나치게 강조해 질적 측면을 간과할지도 모른다.
- 포기를 너무 빠르고 빈번히 하게 될지도 모른다.
- 성장률에만 의존하면 투자가 남발될지도 모른다.

(출처 : [자료인용] : 나무위키자료 출처)

② 제품/사업의 네 단계

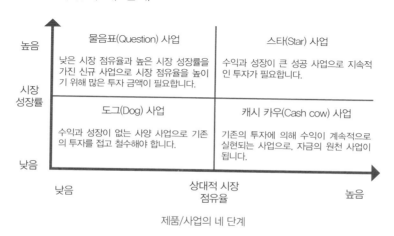

제품/사업의 네 단계

■ 도입기~성장기 초반: Question Mark(개발사업)

일반적으로 개발 산업에 속하는 SBU(전략 사업 단위)는 Q에 나타난다.(고성장률, 저점유율.) 자금 수요를 충당하기 어려울 수 있다. 이것에 따라 미래에 Star가 될 수도 Dog가 될 수도 있다.

■ 성장기: Star(성장사업)

Q가 높은 성장률을 유지하면서 점유율이 올라가는 경우에 해당한다. 여전히 많은 자금을 필요로 하므로 성장률은 하락하

게 된다. 사업을 계속 육성할지, 아니면 현상 유지를 할지 고민해야 한다. 여기에 해당하는 SBU가 없다면 그 기업의 미래는 밝다고 보기 힘들다.

■ **성장기 후반~쇠퇴기: Cash cow**(수익 주종 사업)

성장률은 낮아졌지만 높은 점유율로 자금 수요를 감당할 수 있다.

■ **성장기 후반~쇠퇴기: Dog** (사양산업)

기본적인 수익을 얻는 단계를 말한다. 즉 유지할 수준 이상의 충분한 현금 흐름을 창출할 수 없음을 뜻한다. 사업을 유지하는 데에 별다른 투자가 필요 없지만 손실이 발생할 수도 있다.

③ 결론

기업은 Cash cow에서 나오는 자금을 Star에 투입해 성장시키고, Dog에서는 서서히 발을 빼며(비용 절감) 투자금을 회수해 나가거나 타 기업에 매각해 철수하는 게 좋다. Question Mark의 경우 현금을 투자할 수도 있고 일찍부터 발을 뺄 수도 있다. 그리고 이것이 원활하게 이루어지기 위해서는 각각의 SBU가 골고루 분산되어 있어야 한다.

④ 한계점

Dog에 표시된다 하더라도 그룹 차원 전략에 따라 발을 빼면 안 될 사업도 얼마든 있다. 예컨대, 종합 제철의 성과가 뛰어나지 않다 해도 이것을 보유하고 있는 것이 자동차 그룹에게 이득일 수 있고 계열사에게 저가로 시공해 주는 건설/중공업이 Dog일 수도 있다. 즉 BCG 매트릭스는 시너지 효과(전방연쇄효과, 후방연쇄효과 등)에 대한 고려를 하지 않고 있다. 그 밖에도 이 기법의 문제로는 다음과 같은 것들이 지목된다.

나무위키에 나오는 자료로 BCG매트릭스를 정리해 보았다. 다소 전략적인 부분을 이해하기 쉽게 설명하기 위해 Question Mark, Star, Cash cow, Dog로 구분하여 설명하였다는 점을 이해해 주시길 바라며, 결국 개발 초기의 제품 성장을 위해 많은 비용이 들어가는 점을 고려해서 시장점유율 유지와 확대를 통해 Star(성장사업) 제품으로 성장시키기 위한 노력이 필요하다는 점이 이야기하고 싶은 내용이며, 가장 중요한 것은 회사의 전략적인 방향 설정에 있을 수 있을 것이다. Question Mark 제품이 Star(성장사업)로 진행될지 아니면 Dog(사양사업)으로 진행될지에 대한 부분은 전적으로 회사의 전략적인 방향과 일치할 수밖에 없다.

2. BCG매트릭스와 입찰

회사의 존재 이유에 사회적인 공헌도 중요하겠지만 가장 근본적인 요소는 수익 창출이다. 수익이 나야 직원들 임금도 주고 지역사회 발전을 위한 공헌도 함께 할 수 있는 것이다. 하지만 이러한 근본 요소 말고도 지속 가능성을 유지하기 위해서는 시장의 고객 니즈에 맞는 제품 파이프라인과 투자가 무엇보다 중요하다고 할 수 있다. 장사가 아니라 사업을 하는 기업가의 마인드로 입찰을 접근해야지 단기간적인 시선으로 "입찰은 손해 보는 장사이니까 안 해"라고 이야기한다면 중장기적인 전략적인 계획이 없고 단기 손익에만 집중하는 장사꾼이구나 하는 생각이 든다.

입찰 시장은 정부 정책에 발맞추어 매우 빠르게 성장하고 있는 의약품 시장임에 틀림없다. 대부분의 사립대학병원들도 구매 과정의 투명성과 절차적인 공정성을 확보하기 위해 입찰 형태로 의약품을 구매하고 있다. 이것을 기회로 만들어 회사의 전략적인 방향성에 맞도록 제품을 확장시킬 수 있는 장으로 적극 활용해 나가야 한다. 대표적인 입찰 병원인 서울대병원의 품목 입성은 제약 회사라면 누구든지 바라고 있는 관심 사항이라고 할 수 있을 것이다. 하지만 제품 투입을 위해서는 구매 방식의 철저한 이해와 사전 준비, 그리고 꾸준한 고객관리를 위한 소통 창구가 매우 필요하다. 이러한 소통의 끈이 될 수 있는 것이 바로 제품이기에 제품 파이프라인의 확장을 위해서도 전략적인 품목의 입찰계약과 유지가 필요한 것이다. 즉 주요 진료과와 지속적으로 소통하고 제품에 대한 피드백과 관리를 진행할 수 있는 전략적인 품목의 유지와 확대는 신규 제품 도입을 위해 필수 불가결한 요소라고 할 수 있으며 장기적인 수익 창출과 기회 요소 발굴에 있어서도 새로운 접근법이라고 생각한다. 그만큼 입찰을 활용한 주요 품목의 전략적인 투자는 위기가 아닌 새로운 기회이며 성장을 부르는 창구라고 말하고 싶다.

3. 전략적인 입찰이 되기 위한 선행조건

각 회사마다 경영 철학과 사업에 대한 기조는 다르기 때문에 무엇이 옳고 그르다는 접근보다는 미래를 내다보는 입찰의 관점에서 선행되어야 하는 것이 무엇인지 이야기하고 싶다.

먼저 각 입찰 병원별 특성과 유형을 정리해 이에 대한 규정을 잘 활용해 품목을 랜딩할 수 있는 방법을 사전에 고민하여 실행하여야 할 것이다. 이야기 중에 계속 중요하다고 언급했지만 사전 입찰 규정의 파악과 이에 대한 활용법을 어떻게 접근하여 실행할지를 고민하지 않고서는 입찰이 성공적일 수는 없는 것이다.

다음으로 회사의 제품과 병원 규정을 잘 접목하여 랜딩할 품목에 대한 분석을 통해 어떠한 접근법을 활용하여 입찰을 진행할지에 대해서 고민하여야 한다. 이러한 부분에 대한 고민은 [신약상정 흐름도]를 잘 읽어보면 이해가 빠를 것이라고 생각하며 경합 계약 품목이 가장 이슈가 될 것이기 때문에 경합 품목 계약으로 다음 해에 무엇을 하고 어떻게 제품 확산 전략이 들어가 있는지를 체크해서 손해를 어떻게 줄여 나갈지에 대한 구체적인 계획과 대안도 설정되어 있어야 할 것이다.

마지막으로 입찰로 전략적인 품목을 선정하여 선택과 집중해야 할 품목의 사전 가이드라인을 줘야 한다. 영업부와 입찰전략팀이 원팀이 되어서 이것에 공감하고 소통함으로써 좀 더 시너지 나고 성과 나는 조직으로 확산시켜 나갈 수 있기 때문에 전략적인 품목의 설정과 이에 대한 체계적인 의사 결정 구조의 확립이 무엇보다 입찰을 진행하기 전 갖춰야 할 선행 요소라고 생각한다.

15

현행 입찰 제도의 분석과 상생 방안

국내 의약품 입찰의 주요 특징

1. 복수(경합) 선정, 단수(단독) 선정 제도

병원이 구매하려고 하는 의약품에 대해 동일한 성분, 규격, 제형을 생산 또는 취급하는 제약 업체 중에서 2개 이상의 제약 업체를 선정하여 입찰에서 그 품목을 낙찰한 도매에게 의약품 선택권을 부여하는 제도로 그룹별 경쟁 입찰에서 단수 지정된 품목의 할인을 맞추기 위하여 스펙 회사 중 가장 유리한 조건을 제시한 업체를 선택하는 경우가 많다.(과도한 경쟁을 유발해 현행 제도의 문제점이 여기에서 발생한다.)

2. 그룹별 경쟁 입찰

의약품 입찰을 진행하려고 하는 병원이 대상 의약품에 대하여 임의로 한 개에서 여러 개의 그룹을 묶어서 그룹별로 입찰에 붙이는 방식으로 스펙 조건이 그룹별로 어떻게 배분되어 있는가에 따라서 낙찰 도매에게 득(得)이 될 수도 있고 실(失)이 될 수 있다. 이에 반대되는 개념이 품목별 경쟁입찰 방식으로 복수(경합)스펙인 경우 1원 낙찰의 위험성이 존재한다.

예시) 21년 일산병원 1원 낙찰 그룹

17 그룹 분석 : 전체 품목 수 중 단독(13품목/3.3억/19%), 경합(74품목/14.9억/81%) = 총 87품목 17.2억

18 그룹 분석 : 전체 품목 수 중 단독(3품목/0.5억/3%), 경합(87품목/19.3억/97%) = 총 90품목 19.9억

3. 적격 심사에 의한 낙찰자 결정

적격 심사 제도는 최저가 낙찰 제도의 단점을 보완하기 위해 입찰에 참여하려고 하는 업체에 대해 계약 이행 능력을 심사하여 평가 점수를 산정하여 적정한 입찰 가격 수준에서 우량업체를 낙찰자로 결정하는 제도이다. 이 제도는 최저가 낙찰 제도에서 나올 수 있는 덤핑 입찰의 폐단과 승자 독식의 문제를 해

결하기 위해 국가에서 만든 제도로 지금은 견실한 강소기업의 등용문이 되고 있으며 대부분의 의약품 입찰에서도 많이 쓰이고 있다.

의약품 관련 주체별 입장

1. 수요자(병원)의 반응

기존 의약품 구매 방식에 대해 정부의 정책과 기조에 맞추어 의약품을 구매해 왔기 때문에 문제없다는 입장이다. 특히 국공립 병원 입찰의 경우 약가 인하의 문제에서도 배제되고 있고 가격 경쟁을 유도하여 오히려 환자 및 건강보험 재정에서 득(得)을 보고 있다. 1원 낙찰의 문제점 등 여러 이슈가 있지만 병원에서 부당이득 및 리베이트를 받은 것이 아니기 때문에 문제 요인이 없다고 생각한다.

2. 공급자(도매)의 반응

의약품 입찰 제도의 특성상 많은 부분이 입찰을 주관하는 병원 측의 니즈(Needs)에 의해 결정되는 만큼 일부 발생할 수 있는 문제점에 대해서 공감하며 바꿔 나가야 한다. 하지만 경쟁을 유발할 수밖에 없는 환경을 디자인해 놓고 왜 1원 낙찰을 하는

가에 대해서는 좀 더 생각해 볼 만한 문제이다. 제 살 깎아먹기 식 저가 낙찰 후 제약사에게 경쟁을 부추겨 손실을 보전하려는 현행 입찰 제도의 문제점에 대해서는 협회 차원의 대응과 규제가 필요하다.

3. 제조자(제약 회사)의 반응

현행 보험 약가 제도는 개별 품목을 기준으로 책정되어 있고 경쟁을 유도한다는 구매 방식 취지 아래 그룹별 낙찰 업체의 투찰 가격으로 품목의 가격이 결정되기 때문에 의약품의 가치와 비용을 고려하지 않은 유통 정책이 오히려 제품 라이프 사이클을 짧아지게 하고 투자 회수가 어려워지며 제조업자의 신약 및 제네릭 개발 의지를 떨어트리는 문제를 야기하고 있다. 특히 일부 낙찰 업체의 원외 처방 의약품에 대한 과도한 보상 부분은 크나큰 성장 저해 요인으로 시장에 작용하고 있는 상황이다.

상생 방안

1. 경쟁보다는 적정한 가격 유도

의약품을 실제로 사용하고 입찰을 주관하는 곳이 병원이기 때문에 우선적으로 병원의 의지가 중요하다고 생각하며 경쟁을 통해 최대한의 할인으로 의약품을 구매하겠다는 정책보다는 수요자, 공급자, 제조자가 서로 공존할 수 있고 현행 약가 제도의 취지를 살린 입찰 방식이 상생의 환경을 만드는 데 가장 필요한 요소이다.

> **예시**
> – **군부대 의약품 구매 방식**(기준가 대비 약 20%만 할인해서 원내 의약품 구입/적격 심사 제도)
> – **사립병원 의약품 구매 방식**(병원이 원내 사용 물품을 선정하고 적정한 가격을 사전에 조사하여 납품 도매상만 변경하는 입찰 진행)
> – **의사의 의약품 처방선택권 별도 인정**(서울대병원 입찰 제도 참고 → 별도의 K코드를 생성하여 입찰계약과 무관하게 원외 처방 진행)

2. 협회 차원의 자정 노력

의약품 유통 업체의 출혈 경쟁으로 결국에는 시장의 생태계에 큰 혼란만 부추기고 있어 협회 차원의 강력한 제도 규제가 필요한 상황이다. 이러한 출혈 과다 경쟁은 발전을 이끄는 원동력이 되는 것이 아니라 시장 질서와 유통의 본질을 흐리는 저해 요소일 뿐이므로 협회 차원의 자정 노력과 더불어 정부 정책에서도 의약품 구매 제도의 보완이 필요하다.

3. 상생의 발전 방안 고민

제조업체의 경쟁력 제고 방안 측면에서도 유통 채널에 대한 적정한 이윤 보장과 상생의 발전 방안이 필요해 보이며 어느 한 부분 문제를 해결하기 위한 만남보다는 정기적인 소통 채널을 만들어 제약 바이오 업체 전반의 상생 방안과 전략을 운영해야 한다. 이를 통해 제조업체와 유통업체가 함께 직면하고 있는 현실적인 문제를 고민하고 해결해 가려는 의지가 무엇보다 중요하다.

Epilogue

학습하여 준비된 프로전문가가 되자

　전통적인 제조업 분야이기는 하지만 가장 빠르게 변화하는 업종 중에 하나가 바로 제약. 바이오 업종이라고 생각한다. 영업의 본질 또한 크게 바뀌지는 않는 것 같아도 고객에게 다가갈 때 환경의 변화에 맞추어 다양한 시도를 하고 있는 것도 사실이다. 온라인 마케팅 및 빅데이터의 활용성이 증대되고 고객에게 다가가는 방법이 다양하게 변화하듯이 우리 영업 사원들도 남들보다 빠르게 대처해야 하고 기존의 방식에서 좀 더 변화 발전이 가능한 도구를 사용하여 고객의 니즈를 반영할 수 있는 제품이나 서비스를 시장에 들고 나가야할 것이다. 고객에게 다가가는 준비과정에서 반드시 알고 있어야 할 부분에 대해 빠트린 것은 없는지 체크할 수 있는 가이드북 같은 역할을 할 지침서를 만들고 싶은 것이 필자의 마음이었다. 그 마음이 잘 전달되었는지 안 되었는지는 전적으로 이 책을 읽고 있는 독자의 몫이겠지만 처음으로 가진 마음이 잘 전달되었기를 기대한다.

앞으로도 계속해서 과거에 영업 활동을 하면서 느낀 내용과 주요 업무 프로세스에 대해 정리한 부분을 시간을 두고 조금씩 가다듬어 갈 예정이지만, 가장 강조하고 싶은 한 가지는 결국 나의 업무에 관련된 항목의 발전과 향상을 위해 끊임없이 학습하려는 자세와 마음가짐을 잃지 않아야 한다는 것이다. 그리고 이러한 학습 목표를 구체적으로 실행하려는 의지 또한 중요하다. 계획만 잘 잡아놓고 실행하지 않으면 아무 소용없듯이 일단 계획을 잡았으면 실행해 보고 답을 찾아가는 것도 중요한 업무 자세라 할 수 있다. 계획만 잡다가 시간 다 까먹으면 안 하는 것만 못하기 때문이다.

영업에 왕도는 없지만 그래도 정도는 있다. 정도 영업의 길을 걷기 위해서 내가 해야 하는 일과 하지 말아야 하는 일을 정리하고 내가 부족해서 단기간에 학습해야 할 목록을 정리 후 실행해 나가야 한다. 병원영업은 관련된 기본기 업무(지식)와 이를 어떻게 어떠한 시점에서 접목하여 활용(기술)할지에 대한 실행력 관점의 태도가 접목되어 나의 역량이 발휘된다고 볼 수 있다. 이러한 역량이 잘 발휘되려면 기본적인 지식이 학습되어야 하며 한다고 생각되며, 기본기의 학습을 넘어서 이를 자유자재로 활용 가능한 수준의 전문가가 되기까지 학습 목표가 설정되어 있어야 한다. 즉 병원 영업으로 국한해 보면 해당 병원의 기본적인 정보 및 신약 관련 업무 프로세스에 대해 누구보다 잘 알고 있어야 하고 이러한 전문가가 되기 위해서는 나의 부족한 부분을 알고 이러한 정보를 줄 수 있는 사람을 찾아가 학습하려는 의지와 자세가 필요하다.

TV프로그램을 보면 업종을 구분하지 않고 달인들이 존재한다. 이러한 달인은 프로라 부를 수 있으며 한 직종의 전문가인 것이다. 그렇다. 우리는 우리가 맡고 있는 업무에서 프로다운 전문가가 되어야 한다. 우린 아마추어가 아니다. 학생의 신분도 아니고 사회생활을 하며 각자의 직업을 갖고 그에 대한 경제적 가치를 보상받고 있다. 국가에서 인정하는 자격증을 갖고 있거나 시험에 통과한 사람만이 프로가 아니다. 내 직업에 대해 뚜렷한 비전과 목표를 설계해놓고 그를 위해 끊임없이 노력하며 앞으로 나아가려고 하는 사람이 바로 프로이며 전문가가 될 자격이 있다고 생각한다. 이러한 프로 의식을 갖춘 역량 있는 인재가 되길 바라며 성장하고 싶다면 내가 부족한 점에 대한 끊임없는 학습 계획과 노력이 뒷받침되어야 한다. 계획뿐만 아니라 실행의 관점에서도 본인에게 주어진 목표에 대해 줄기차게 해내려는 마음가짐과 노력만 있다면 반드시 해낼 수 있다고 생각한다. 결국 중요한 것은 꺾이지 않는 마음가짐과 자세이다.

이 책을 통해서 좀 더 프로 의식을 갖춘 전문가적인 마인드와 업무 태도를 갖춘 인재가 되길 바라며 앞으로도 기회를 자주 만들어 여러 분야의 사람들과 소통하고 싶다.

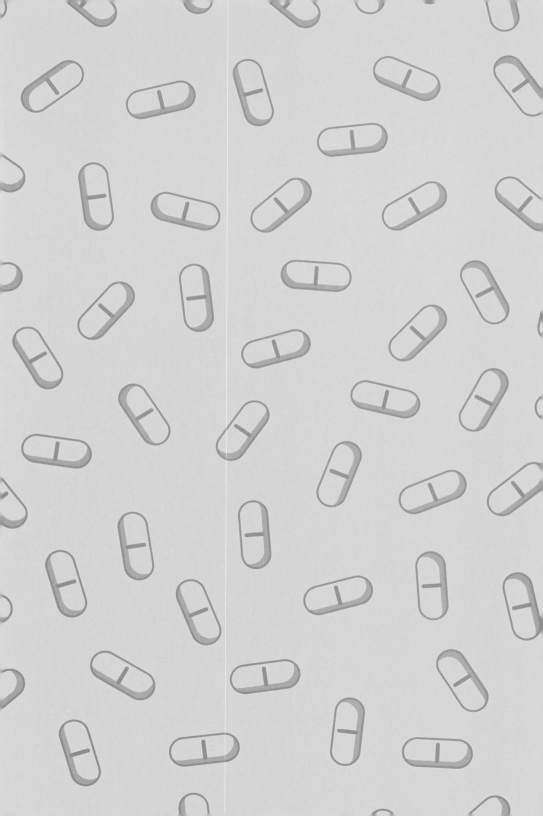

기초적인 시장조사와 기업 탐방

기초적인 시장조사

기본적인 의약품 시장 환경 조사

가장 기본적인 경쟁 환경 조사 방법은 매월 1일에 건강보험 심사평가원에서 고시하는 약제급여목록및급여상한금액표를 확인하여 현재 시점에서 보험 급여로 처방하는 주 성분 코드가 일치하는 경쟁품을 확인하는 것이다. 아래에 건강심사평가원 홈페이지 접속 후 그것을 어떻게 확인하는지 상세하게 설명해 놓았다.

1. 건강보험심사평가원 사이트 접속

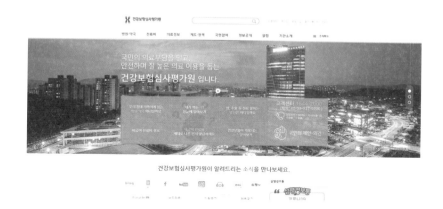

　먼저 포털 사이트에 '건강보험심사평가원'이라고 치면 아래와 같은 사이트로 접속할 수 있다. (www.hira.or.kr)

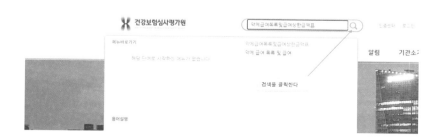

　위의 건강보험심사평가원 사이트에서 검색 화면에 '약제급여목록및급여상한금액표'를 검색하면 다음과 같은 내용이 나올 것이다.

추천검색어

게시판 (672)건

· 홈 > 의료정보 > 의약품정보 > 자료공개 > 약제급여목록표

2022.08.01. 현재 약제급여목록및급여상한금액표_7.28.수정   [2022.07.25]

○ 645208750 도네셉트정5밀리그램에 대한 급여중지 해제시항을 반영하였습니다. (공지사항 참조, 7.22.) ○ 보건복지부 고시 제 2022-178호(2022.7.22.)「 약제급여 목록 및 급여 상한 금액 표,일부 개정 고시가 반영되었습니다. (공지사항 참조, 7.22.) ○ 보건 복지부 고시제2022-180호(202...

약제급여목록및급여상한금액표_(2022.8.1.)(24,645)_공개용_7.28.수정.xlsx ↓

· 홈 > 의료정보 > 간행물 > 통계자료실 > 통계자료

2021년 손에 잡히는 의료 심사·평가 길잡이   [2022.07.22]

1 코로나대면진료병원
2 원스톱 진료기관
3 호흡기환자진료센터
4 팍스로비드 처방병원
5 코로나
6 팍스로비드 처방약국
7 대면진료병원
8 팍스로비드
9 자동차보험진료수가
10 보건의료자원통합신고포털

내가 찾은 검색어

　게시판의 항목에서 검색된 부분을 보면(★로 표기) 22년 8월1일자 약제급여목록및급여상한금액표를 확인할 수 있을 것이다. 엑셀 자료로 첨부되어 있는 서류를 다운받아서 확인하면 된다.

2. 경쟁사 보험등재 현황 확인

　심평원 자료를 검색하여 최신의 약제급여목록및급여상한금액표를 엑셀 자료로 다운받았다면 다음은 본인이 회사에서 나오는 제품에 대한 경쟁 회사는 어떻게 구성되어 있는지 확인이 가능하다. 엑셀 자료를 기초로 하여 차근차근 검색해 보기로 하자.

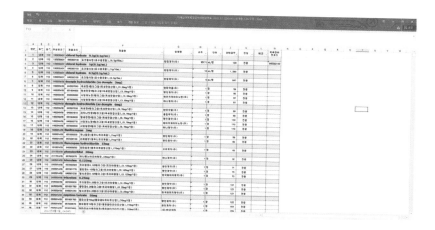

　엑셀 자료를 처음으로 열면 위와 같은 내용이 확인되는데 주
성분 코드에 해당되는 각 제약 회사의 현황과 보험급여 등재여
부 및 상한금액의 확인이 가능하다.

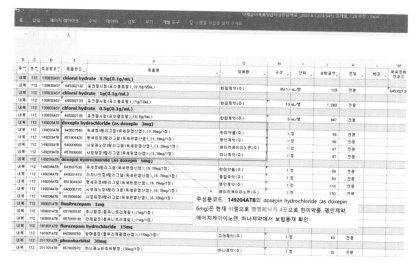

　본인의 회사에서 나오는 제품에 대한 주 성분 코드를 확인할
수 있다면 경쟁품 현황을 손쉽게 찾아서 검색할 수 있도록 엑
셀 자료가 정리되어 있다.

나라장터 입찰 공고 확인 방법

국공립 입찰 병원의 입찰 공고 및 확인은 주로 조달청이 운영하는 나라장터라는 계약입찰 통합시스템을 활용하여 입찰의 내용을 확인할 수 있다. 입찰 병원을 담당하고 있는 직원이라면 입찰 관련 공고를 확인하고 이에 대한 낙찰된 사항을 체크하여 입찰의 계약 및 협상을 진행해야 하기 때문에 기본적인 활용법을 잘 익혀서 입찰의 진행 및 흐름을 잘 이해하고 대처했으면 한다.

1. 나라장터 접속

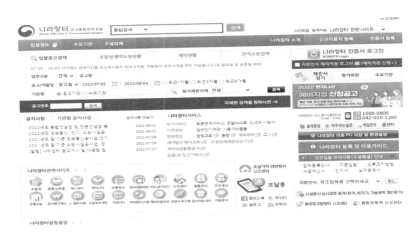

먼저 포털 사이트를 활용하여 나라장터를 검색하거나 직접 인터넷 창에 'https://www.g2b.go.kr/'를 치면 조달청에서 운영하는 나라장터 시스템에 접속할 수 있다.

2. 나라장터 활용법

본인이 알고 싶어 하는 입찰 병원에서 대한 검색 조건을 좀 더 세분화하여 검색하면 빠르게 정보를 확인할 수 있으며 기본 적인 병원 명칭을 먼저 조건 검색하여 설정한 후 입찰 공고 기 간을 설정하여 검색하면 된다. 여기서 하나의 팁은, 공고명에 의약품을 설정해 놓고 해당 병원을 검색하면 기간 내의 의약품 관련 공고 내역을 빠르게 검색할 수 있다. 공고란에 의약품을 넣지 않으면 해당 병원에서 입찰로 구매하는 모든 내역이 검색 되기 때문에 검색 항목이 무분별하게 많이 나와 찾는 데 오히 려 시간이 많이 소모될 수 있으므로 꼭 의약품을 조건값으로 설정해 주고 검색해 주길 바란다.

① 병원명 검색 방법

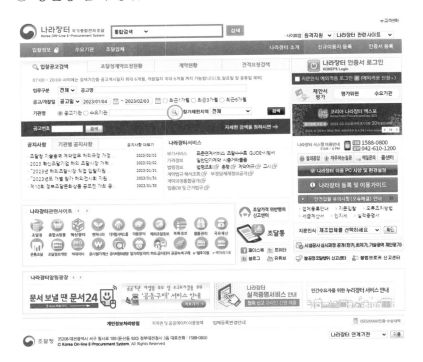

빨간색 동그라미의 '기관 검색'을 클릭한다.

② 해당 병원을 검색하여 조건값 설정하기

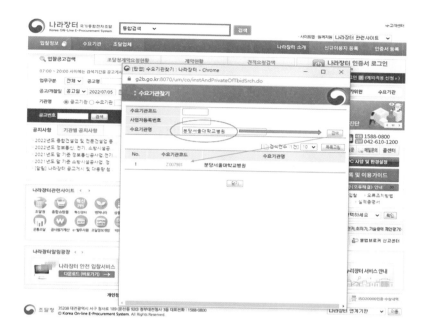

　　분당서울대학교병원을 조건값으로 설정하여 검색해 보았다. 수요기관명에 항목을 치고 검색을 누르면 수요기관명이 나오는데 그중에서 병원에 적합한 항목을 선택해 주면 된다.

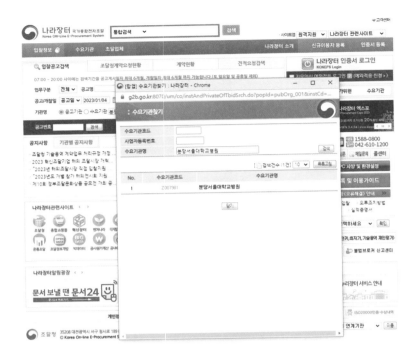

　　분당서울대병원을 최종적으로 선택하려고 하면 수요기관의
파란색 'Z007981'을 선택하면 조건값이 설정되는 것이다.

③ 기간검색 설정

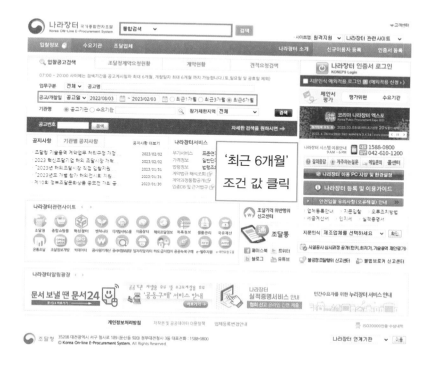

공고 기간과 개찰일을 기준으로 하거나 기간을 설정해서 한
정적인 조건을 검색할 수도 있다. 여기서 주의할 점은 조건 검
색이 6개월 단위로 검색되기 때문에 시작 시점부터 조건검색
종료시점까지 6개월 단위의 조건값을 설정해 주고 검색하여야
한다는 점이다. 옆의 항목에 나와 있는 최근 1개월, 최근 3개
월, 최근 6개월 기능을 이용하더라도 현 시점부터 최근의 입찰
시점 조회가 가능하기 때문에 최근에 공고가 확정되었다면 조
건 검색 없이 최근 내역을 기간으로 설정하여 검색의 조건값을

설정하면 될 것이다.

④ 공고명에 '의약품' 설정하여 검색하기

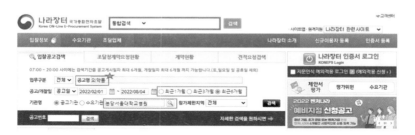

　위의 순서대로 분당서울대학교병원으로 최근 6개월의 조건값을 설정한 후 공고명에 '의약품'이라고 설정하여 검색을 누르면 분당서울대학교병원에서 입찰 공고된 최근 6개월 내의 입찰 공고 항목과 내역을 조회할 수 있다.

⑤ 검색하여 공고 확인 작업 진행

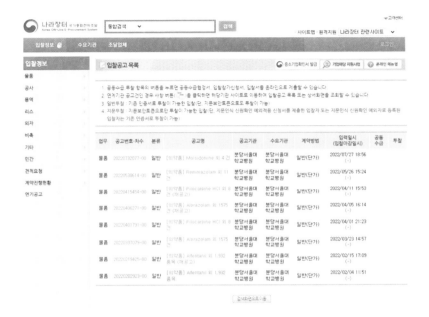

조건값에 맞는 검색 결과가 나오는지 확인 후에 해당 조건값
에 맞는 항목을 클릭하여 확인 작업을 진행하면 된다.

3. 기타 주요 활용법

국공립 병원의 경우 대개 나라장터를 활용해 입찰 공고를
내지만 일부 병원에 한해서는 자체 구매 정보시스템을 활용하
여 입찰 공고를 진행하는 경우가 있기 때문에 이에 대한 확인
작업도 필요하다. 대표적인 병원이 서울대병원인데 '이지메디
컴'이라고 하는 구매 및 물류 대행업체를 이용하여 입찰 공고
를 진행하고 낙찰자를 선정하기 때문에 이지메디컴 사이트를

방문하여 입찰과 관련된 사항을 확인해야 한다. 이와 같이 입찰시스템을 활용하여 구매 대행을 이용하는 병원도 지속적으로 증가되는 추세에 있기 때문에 본인이 파악하려고 하는 병원이 어떠한 시스템을 활용하여 입찰 공고 및 낙찰자를 결정하는지 확인하고 접근할 필요가 있다. 그리고 국공립 병원 이외의 사립병원도 입찰이 강화되는 추세이므로 사립병원도 각 병원별 홈페이지나 별도의 공고 내용을 확인할 수 있는 곳을 정기적으로 방문하여 지속적인 관심을 갖고 업무를 진행할 필요가 있다.

기업탐방

제약 산업의 역사를 만드는 종근당

1. 창립 이래 제약 한 길만 걸어온 제약 산업의 발자취

　종근당의 역사는 국내 제약 산업의 역사와 함께 시작되었다고 말해도 과언은 아니라고 생각한다. 종근당이 국내 제약 산업의 발전에 미치는 영향력이 그만큼 컸다는 이야기로 대변할 수 있을 것이다. 1941년 창업주이신 고 이종근 회장님이 아현동에 창업하신 '궁본약방'을 토대로 하여 의약품 도매업으로 발전시켜 제약 산업 전반을 이끌게 만드셨다. 이 회장님이 걸어오신 길이 어찌 평탄하고 아름다웠다고 말할 수 있겠는가? 불모의 황무지를 개척해 無에서 有를 창조해 내셨다고 말할 수 있으며 불가능에 도전해 새로운 발자취를 일구어내신 위대한 선구자다. 선배님들을 통해서 들었던 많은 목격담 중 몇 가지 일화를 이야기해 보면, 60년대 원료를 수입에 의존하던 시절 자체 생산의 필요성을 절감하시고 원료에서 완제품까지 생산할 수 있는 동양 최대 규모의 항생제 원료합성 공장을 준공하셨으며 1968년에는 정부에서조차도 불가능하다고 생각한 미국식품의약국(FDA) 승인을 국내 최초로 획득함으로써 한국 제약 산업을 바라보는 세계의 시각을 바꿔 놓으셨다. 이 이야기는 아직도 회자되며 많은 이에게 귀감이 되고 있다.

이러한 성공 경험을 바탕으로 하여 1972년 제약업계 최초로 중앙연구소를 설립하여 단순 제네릭 제품의 개발에 그치는 것이 아니라 신약 개발의 청사진을 제시해 미래 먹거리를 향한 지속적인 관심과 투자를 아끼지 않으셨으며, 인재 양성을 위한 장학 사업에도 남다른 관심을 갖고 계셔서 1973년 종근당 고촌장학회를 설립하여 경제적 어려움으로 학업을 포기하는 일이 없도록 불우한 이웃을 돌보는 데 큰 관심과 노력을 기울이셨다고 전해지고 있다. 창업 이래 줄곧 약업보국의 정신으로 헌신한 회장님은 1986년 국민훈장 목련장을 수상하셨고 2010년에는 한국 제약 산업의 발전에 이바지한 고인의 업적을 기려 한국조폐공사에서 선정한 '한국의 인물 시리즈 메달'에 52번째로 선정되어 기념 메달이 발행되었다.

이후 종근당은 많은 신약 개발의 역사를 이루어 글로벌 제약 기업으로서의 도약을 이끌고 있으며 꾸준한 성장과 투자를 통해 국내 제약 산업의 역사를 지속적으로 만들어 가고 있는 기업이다.

2. 형님리더십의 대표 주자 이장한 회장님

90년대 중반, 회사를 맡아 오시면서 제약 산업의 세계화를 이끌어 우리의 제약 분야 영역을 한층 더 발전시키고 업그레이드시켰다는 평가를 받는 분이다. 특히 신약 개발 분야에서 CKD-602(캄토벨) 신약의 출시와 독자 기술의 면역억제제 타크로벨 출시는 국내 기술력을 세계에 증명할 수 있는 계기가 되었는데 이는 회장님의 뚝심과 돌파력으로 이끌어내신 결단력 있는 산출물이라고 평가받는다. 또한 종근당 하면 국민 누구나 알고 있는 유산균 브랜드의 절대강자 '락토핏'의 경우 1초에 한 통씩 판매된다는 1초 유산균 반열에 올라 명성을 유지하고 있으며 국내 프로바이오틱스 시장에서 매출 1위 자리를 굳건히 지켜가고 있다. 이는 미래를 내다보는 선구안을 갖고 종근당건강이라는 건강식품 사업을 주종으로 하는 별도 법인을 설립하여 꾸준한 관심과 노력을 일구어낸 이 회장님 리더십의 작품이라고 생각되며 지속적인 연구개발을 통해 소비자 니즈를 충족하는 상품은 물론 생애주기별 맞춤형 제품 개발로 온 국민의 장 건강을 책임지는 국민 브랜드로 성장해 나가고 있다.

이러한 종근당의 꾸준한 발전은 인재를 곁에 두고 아낌없는 투자를 지원하시는 회장님의 안목과 뚝심의 리더십에서 나오는 인재 경영의 산물이라고 할 수 있는데 한번 믿고 신뢰한 직원에게는 회사와 함께 성장할 수 있는 다양한 기회를 마련해 주신다고 한다. 특히 인재별 맞춤 교육프로그램 제공과 직무유형별 다양한 현장체험 학습기회를 제공하여 시시각각으로 변화하는 시장 환경에 능동적으로 대처할 수 있는 역량 있는 인재를 발굴함은 물론 이를 위한 투자와 노력을 아끼시지 않는다고 한다.

제약 산업 발전을 위한 끊임없는 노력과 헌신, 그리고 핵심 인재 등용을 통한 글로벌 제약 기업으로 발전해 나가고 있는 종근당이야말로 누구도 부정할 수 없는 국내 제약발전 역사의 산증인이며 국내에 몇 안 되는 혁신형 제약 기업으로서 발전 가능성이 무궁무진한 우리나라의 아주 귀한 우수 기업이라고 단정 지을 수 있을 것 같다.

글로벌 헬스케어 기업 대웅제약

1945년 창립 이래로 대웅제약은 '좋은 약을 만들어 국민의 건강을 지키고 건강한 사회를 만든다'는 경영 철학을 바탕으로 끊임없는 도전과 혁신을 통해 대한민국 대표 제약 기업으로 성장하였다. 약 11년간의 근무 동안 참으로 일하는 방법에 대해서 많이 배우고 일을 어떻게 시작하고 풀어가야 하는지에 대한 기본적인 업무 접근법을 다양한 관점에서 고민하고 실행해 볼 수 있었다고 이야기하고 싶다. 근무하면서 느끼고 배운 점에 대해서 이야기해 보도록 하겠다.

1. '대웅WAY'를 통한 업무 방향 제시

먼저 의약보국이라는 기업 이념 아래 끊임없는 도전과 실행으로 국내 최고의 글로벌 헬스케어그룹으로 성장한 것은 누구도 부정할 수 없는 사실이라고 생각한다. 그 근간에는 결국 대웅의 문화가 존재하는데 그 방법론적인 것을 체계적으로 기술하고 정리하여 실천하도록 '대웅WAY'를 만들어 지속적인 투자와 관심을 기울이고 있다.

대웅WAY에는 직원의 성장을 돕도록 하는 방식과 제대로 일하기 위한 방법, 그리고 학습을 통한 자기발전 방안 및 치열하고 치밀한 평가를 통한 합리적인 대우에 대해서 종합적으로 기술해 놓고 있다. 대웅인이라면 누구나 한 번쯤은 읽어보고 실천하여야 하는 기본적인 업무지침서라고 할 수 있으며 이를 통해 어떻게 움직이고 행동하여야 하는지를 명확하게 설명해 주고 있다. 각 개인의 행동의 방향성을 조직 문화라는 큰 틀에 담아서 회사 전체의 방향성을 설계함으로써 조직원이 일치되고 단결된 힘을 발휘하여 단기간 안에 폭발적인 성장이 가능하도록 시스템화된 업무 문화를 지향하고 있다. 곰의 뚝심에서 나오는 업무 문화야말로 진정한 대웅인으로서 느끼고 있는 자긍심이며 이러한 업무 문화의 기초적인 방정식이 바로 대웅WAY인 것이다.

근무하면서 느낀 것이지만 이러한 문화를 만들어 가는 작업은 굉장히 시간과 노력이 필요한 작업임에 틀림없다. 하지만 매해 거듭나기 위한 노력을 게을리하지 않고 있으며 자칫 한

해만 실시하고 끝나 버릴 수 있는 업무 문화를 지속적이고 계획성 있게 연결시켜서 누구나 쉽게 따라할 수 있도록 보완 작업을 진행하고 있다. 또한 빠르게 변화하는 의약품 시장 환경에도 능동적으로 대처할 수 있도록 지속적으로 업그레이드시켜 개념적인 지식에 그치는 것이 아니라 현장에서 발 빠르게 의사 결정하고 진행할 수 있는 수준까지 발전시켜 나가고 있어 대웅제약의 성장의 주춧돌이 되었다고 생각한다. 한마디로 합리가 무엇이고 최선이 무엇인지에 대한 끊임없는 답을 찾아가는 탐구적인 방법론을 적어 놓은 해답서 같다고 표현하고 싶다.

2. 직원의 성장이 최우선시되는 업무 문화

성장 가능성이 가장 큰 인재를 최우선으로 선발하는 것을 원칙으로 한다. 직원의 성장과 회사의 이익이 상충할 때에는 직원의 성장을 우선시하는 문화이다. 즉 전체를 보고 판단할 수 있는 인재를 키워내기 위해 많은 노력과 투자를 아끼지 않는 회사인 것이다. 한순간의 이익보다는 인재 경영을 통한 더 큰 성장과 기회를 제공하는 데 집중하고 있으며 많은 직원이 공감하고 있다.

이를 뒷받침하는 제도도 많은데 대표적인 것이 직무급제도와 경력개발프로그램CDP제도를 들 수 있다. 대웅제약도 역사가 오래되었기 때문에 한국의 전통적인 연공서열 직급 제도를 유지하였으나 직원의 성장을 가로막는 제도적 한계를 뛰어넘기 위해 오로지 역량과 성과달성 능력중심의 심사와 평가를 근간으로 한 직무급제도를 시행하고 있다. 직무급제도하에서 누구나 능력이 있으면 국적, 연령, 성별, 나이에 관계없이 보직을 맡을 수 있으며 큰 보상도 뒤따른다. 능력 있는 사람이라면 대웅에서 무한한 자유와 기회를 맛볼 수 있는 셈이다. 다음으로 경력개발프로그램CDP(Career Development Path)제도를 시행하고 있는데 다양한 직무 경험을 통한 개인의 성장 기회를 제공하기 위해서 시행하고 있는 제도이다. 한 가지 일만 전문적으로 오래 하는 사람보다는 회사 전반에 대한 업무 경험을 통해 전반적인 방향성을 이해하고 서로 협업하여 상생의 발전 방향을 제시할 수 있는 인재 경영의 한 방법이라고 생각하며 많은 직원들이 유관 부서 경험을 통해 다양한 발전 방향을 제시하거나 업무 성공 사례를 만들 수 있게 하여 직원의 성장을 돕는 훌륭한 프로그램으로 자리매김하고 있다.

3. 카리스마적 코칭리더십의 대표 주자

흔히 카리스마라고 하면 한 치의 망설임도 없는 단호함이라든가, 아니면 주변 사람을 압박하는 극단적인 자기확신이 있는 리더라고 생각할 것이다. 하지만 시대가 필요로 하는 카리스마적인 리더십을 갖추고 있어도 변화의 방향성을 읽고 구성원들의 욕구를 파악하여 전략적인 비전을 제시할 수 있는 리더는 흔하지 않다. 내가 곁에서 듣고 경험해 본 회장님의 리더십은 단호함과 자기확신보다는 개인적인 위험과 희생을 감수하고 규범에 얽매이지 않는 자유로운 모습을 보이시면서 전략적인 방향성을 확실하게 제시하고 직원들이 고민한 사항을 실질적으로 행동에 옮기도록 도움을 주시는 카리스마적 코칭리더십에 가깝다고 생각한다. 물론 무시할 수 없는 존재감과 포스가 존재하는 것은 사실이지만 의외로 소탈하시고 직원들과 함께 소통하려고 다양한 프로그램을 제공해 주시는 것을 볼 때 현업의 고민을 현장에서 듣고 이에 대한 해결을 위해 많은 고민을 하시는구나 생각이 들었다. 직접 직원들과 현장 소통을 강화하기 위해 신임팀장 소통 자리를 마련하여 직접 고기를 구워 주시던 모습도 생각나며, 힐리언스 선마을 건강프로그램을 개최하여 직원들과 함께 스트레칭을 진행하시면서 자칫 소홀하기 쉬운 직원 건강관리에도 많은 배려와 관심을 가져 주신 면을 통해 강하면서 부드러운 리더십을 몸소 체험할 수 있어서 매우 좋은 기억으로 자리 잡고 있다.

ESG경영의 선두주자 아주약품

가치 경영을 통한 ESG경영의 새로운 패러다임 창조

70년의 역사가 말해주듯이 아주약품의 역사는 대한민국의 근현대사와 함께 성장해 왔다고 볼 수 있다. 사업 초기에 많은 시련과 역경이 있었음에도 불구하고 우수한 의약품 개발을 통해 아픈 사람을 치료하고 건강한 사람이 더 건강하고 행복한 삶을 유지할 수 있도록 지속적인 연구와 투자를 아끼지 않았다고 전해지고 있으며, 이러한 의약품 발전에 기여한 공로로 국가로부터 많은 표창과 공로를 인정받은 회사이다. 70년의 역사 속에서 회사의 경영 철학을 들여다보면 요즘 한창 이슈가 되고 있는 ESG경영의 기본 토대를 선대 회장님부터 기본 경영 지침으로 세우고 회사를 운영하신 점을 쉽게 파악해볼 수 있는데 이러한 시대적 경영 화두의 선두 주자가 바로 아주약품이 아닐까 생각이 든다.

한국전쟁이 발발하고 가장 어려운 시기를 보냈던 대한민국은 대부분의 의약품을 수입에 의존하였고 결핵 환자가 많았음에도 불구하고 비싼 의약품 가격에 치료를 받지 못하는 환자가 대다수였다고 한다. 이에 창업주이신 고(故) 김광남 회장님은 결핵 퇴치를 위해 국내 최초로 결핵치료제 생산에 성공하여 더 많은 환자들이 치료를 통해 건강한 삶을 영위할 수 있었다고 전해지고 있다. 이러한 선대 회장님의 경영 이념은 인류애를 근간으로 한 의약품 개발과 가족 같은 동료의 안정적인 삶의 제공에 있었으며 제품의 판매를 통한 고수익 창출보다는 시대적 상황을 고려하여 의약품 가격을 책정함으로써 사회적 책임을 다하는 기업으로 성장할 수 있는 디딤돌을 놓으셨다고 생각한다. 한마디로 멀리 미래를 내다보시는 안목으로 기업의 존재 가치를 사회적 책임과 결부시켜 직원과 회사, 그리고 사회가 모두 함께 성장할 때 기업의 궁극적인 존재 가치가 비로소 증명되는 것이라고 믿고 계신 듯한 창업주의 시대정신을 느낄 수 있다.

2대째인 김중길 회장님은 회사의 안정적인 성장에 따른 하드웨어적인 기틀을 만드는 데 집중하셨고 이를 통해 과학기술처 주관 유망 중소기업 선정과 평택KGMP공장 신축 및 중앙연구소를 설립하여 의약품 개발의 현대화 작업을 지속적으로 설계하고 많은 투자를 진행하셨다. 직접 만나 뵌 적이 있는데 아주약품 발전을 위해 몸소 노력하시고 직원들과 소통하신 이야기를 생생하게 들을 수 있어서 매우 좋은 경험이었다고 생각한다. 직원들의 성장과 발전을 위해 솔선수범하여 배려하시고 도움을 주신 이야기는 매우 공감되는 내용이었으며 리더의 품격이 깊게 묻어나는 자리였다고 생각한다. 뒤돌아 생각해 보면 직원에 대한 신뢰와 존중이 가장 근간이 되어 직원들과 소통하시고 성장을 위한 많은 기회를 제공해 주시는 모습을 느낄 수 있었으며 이를 통해 서번트 리더십[2]의 품격을 물씬 느낄 수 있었다.

---

2 타인을 위한 봉사에 초점을 두고 종사자와 고객의 욕구를 만족시키기 위해 헌신하는 리더십으로 기관 내부의 신뢰 기반은 함께 일하는 구성원들의 관계의 질을 반영하므로 가장 중시한다. 항상 부하를 섬기고 봉사해야 한다는 생각이 앞선 리더십 이론이다.

선대 회장님부터 지속적인 관심을 갖고 추구해오신 ESG경영의 기본 방침은 2020년 김태훈 사장님의 취임으로 한층 더 성숙해졌다고 볼 수 있다. 취임과 동시에 클린경영시스템을 도입하여 부패방지 경영시스템 'ISO 37001' 인증 획득을 하여 회사 전반에서 부패방지에 지속적인 투자와 관심을 아끼시지 않으셨고 변화하는 시장 환경에 능동적인 대처를 위해 IT기술을 활용한 시스템 업무환경 조성 및 직원 업무역량 향상에 초점을 둔 스마트 오피스를 구축함으로써 좀 더 유연한 사고와 행동으로 본질 업무에 집중할 수 있는 근무 환경을 제공하시는 데 많은 노력과 관심을 아끼시지 않고 계시다.

결국 아주약품을 정리할 수 있는 한 단어를 선택하라면 '품격'이라고 말하고 싶다. 품격이라는 단어는 사전에 '사람이 된 바탕과 타고난 인품'이라고 정의되는데 리더의 품격이 말과 행동으로써 묻어나는 회사라고 말하고 싶다. 리더의 품격이 느껴지고 직원들의 성장과 안정적인 삶을 유지하도록 많은 배려와 신뢰를 아끼지 않는 회사가 바로 아주약품이라고 생각하며 앞으로 100년이 아닌 계속기업으로서의 존재 가치를 지속적으로 증명해 나갈 회사가 아주약품이라고 말하고 싶다.

olea

입안을 상쾌하게, 무설탕 허브캔디

올리렉스 로젠지

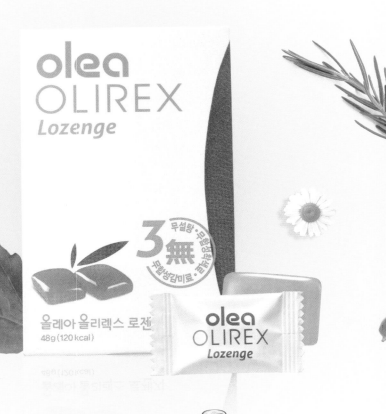

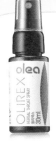

입안에 칙칙!
답답한 목에는
올리렉스

올레아 https://olea.co.kr

올키 | 올바르게 키우자

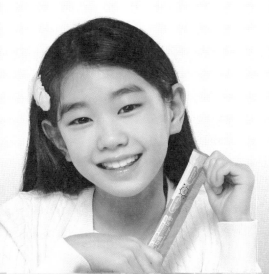

똑똑한 엄마들의 선택
"올키"

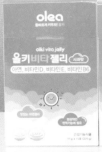
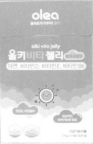
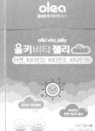
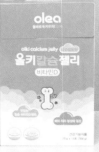

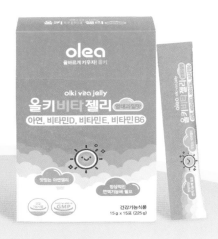

맛과 영양을 한번에!

아이들이 먼저 찾는
맛있는 비타민 아연 젤리

올키 비타젤리

올레아 https://olea.co.kr

제약영업인으로서 알아야 할 기본과 실전을 눌러 담다

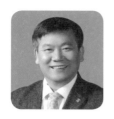

권선복
도서출판 행복에너지 대표이사

영업은 기본적으로 사람을 상대하는 일이기에 대인관계와 화술에 관련된 기술들이 가장 중요한 것으로 인식되곤 합니다. 물론 어떤 분야의 영업에서건 이러한 기술이 중요하지 않을 수는 없겠으나, 영업은 기본적으로 전문직에 해당하며 특히 어떠한 분야에서는 관련된 전문성을 갖추는 것이 영업 성과에 가장 큰 영향을 끼치기도 합니다. 제약영업 역시 전문성이 높은 분야 중 하나로서, 제약영업에 뛰어드는 영업인들은 제약회사, 의약품 시장, 각 병원들 간의 순환하는 프로세스를 정확하게 이해하고 그에 알맞은 시스템과 전략을 구축해야만 치열한 경쟁 속에서 우뚝 설 수 있다는 것은 자명한 사실입니다.

이 책『꽁꽁 숨겨 놓은 제약영업의 비밀』은 종근당과 대웅제약을 거치며 종합병원 영업, 신제품 런칭 및 판매, 병원의 약품 입찰에 체계적으로 대처하는 전문조직 구축 등 다양한 업무 분야에서 인정받는 성과를 창조해낸 바 있는 이상원 저자가 제약영업의 세계에 뛰어드는 후배들을 위해 꼭 필요한 정보와 지식을 담아 낸 제약영업 필수 가이드북입니다.

책은 의약품 시장과 영업에 대한 기초적인 개론과 이해를 바탕으로 하여 병원 시스템의 세부적 이해, 체계적으로 고객을 관리하는 방법, 새로운 약의 개발과 랜딩에 이르기까지의 프로세스, 업무코칭의 기본적 방법, 의약품 입찰과정과 중요성, 관련 이해관계자, 입찰 계획 및 관리 등의 세부 프로세스 등을 체계적이고 시원하게 풀어내고 있습니다.

이상원 저자는 이 책을 통해서 '시스템으로 일하는 업무문화'를 강조합니다. 뛰어난 개인의 능력은 일정 부분 조직의 퍼포먼스를 상승시킬 수 있으나 명확한 한계 역시 가지고 있습니다. 하지만 체계적인 시스템의 힘은 조직의 퍼포먼스뿐만 아니라 효율성과 창의성을 상승시키고 미래 인재를 육성하는 잠재력을 보유하고 있습니다.

'실전 제약영업 가이드북'이라고 불러도 손색이 없을 정도로 기본과 실전을 잘 정리하여 전달하고 있는 이 책은, 제약영업에 막 뛰어든 패기 넘치는 신입생은 물론, 자신이 해왔던 일에 대해 더 전문적으로 접근하고 싶은 영업인들에게도 새로운 가능성을 제시하는 책이 되어 줄 것입니다.

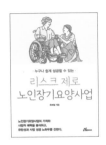

리스크 제로 노인장기요양사업

조보필 지음 | 값 17,000원

조보필 저자는 본서를 통해 '노인장기요양사업'의 개요와 매력, 이 사업을 시작할 때 가져야 할 기본적인 마음가짐 등 관심을 갖고 있는 경영자들에게 효과적인 가이드라인을 제시하고 있다. 특히 '전달자 사업'으로서 자유로운 경영과 이득을 기대하는 것은 불가능하지만 사회적으로 큰 가치와 품격을 가진 사업이라는 점이 이 책의 핵심이다.

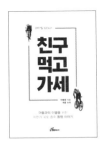

친구 먹고 가세

이태선 지음, 지훈 동행 | 값 20,000원

『친구 먹고 가세』는 아버지와 아들의 6박 7일 633km 자전거 국토종주를 담은 여행기의 형식을 띠고 있다. 소통과 상호 도움으로 훌륭하게 아들과의 633km 자전거 국토종주를 성공해 낸 저자는 책 전체에 걸쳐 자신이 아들에게 반드시 들려주고 싶었던 삶의 지혜, 아버지를 일찍 여의고 직접 몸으로 부딪쳐서 일일이 깨우쳐야만 했던 인생의 팁을 이야기한다.

책 쓰기, 버킷리스트에서 작가 되기

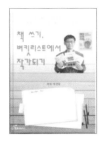

이성일 지음 | 값 16,000원

평범한 사람을 작가로 만들어 주는 '독서 비법'을 통해 '평범한 교사'에서 '6권의 책을 쓴 작가'로 변신한 이성일 저자. 저자는 이 책을 통해 자신의 책을 쓰는 것의 중요성, 평범한 사람을 작가로 만들어 주는 독서 비법인 '초서 독서법', 실제로 책을 쓰는 과정과 출판사 계약, 출판 과정, 홍보 과정 등에 대해서 자신이 실제로 경험한 것을 기반으로 꼼꼼하고 섬세하게 들려준다.

행복한 고아의 끝나지 않은 이야기

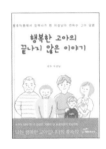

이성남 지음 | 값 20,000원

보호아동 출신이자 20년간 교사로서 활동했고 현재는 영천교육지원청 장학사로 봉직하고 있는 이성남 저자는 이 책을 통해 고아에 대한 우리 사회의 편견에 도전장을 던지는 한편, 우리 사회의 '고아'들에게 따뜻한 조언과 응원을 던진다. 특히 우리가 잘 모르는 보호아동의 생각과 삶에서부터 그들에 대한 후원과 입양, 그리고 자립과 독립에 대한 시선까지 다양한 부분에 대해 생각할 거리를 던져 주고 있다.

간호사, 행복 더하기…

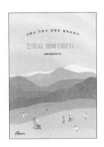

서울시간호사회 지음 | 값 18,000원

생명을 구하는 직업, 간호사들의 일상이 페이지마다 빛나며 독자들을 사로잡는다. 일견 냉철하게 보이는 간호사들도 우리와 똑같은 사람임을, 환자 앞에서 울고 웃는 이들임을 진하게 느낄 수 있는 감동적인 이야기들이 눈길을 끌고 있다. 본서에 담긴 햇살처럼 따뜻한 일화들과 간호사들의 매일매일의 다짐, 그리고 환자와 함께하며 그들이 떠올리고 느끼었던 모든 깨달음들은 독자들에게 포근한 미소를 품게 할 것이다.

'행복에너지'의 해피 대한민국 프로젝트!

<모교 책 보내기 운동> <군부대 책 보내기 운동>

한 권의 책은 한 사람의 인생을 바꾸는 힘을 가지고 있습니다. 한 사람의 인생이 바뀌면 한 나라의 국운이 바뀝니다. 그럼에도 불구하고 많은 학교의 도서관이 가난하며 나라를 지키는 군인들은 사회와 단절되어 자기계발을 하기 어렵습니다. 저희 행복에너지에서는 베스트셀러와 각종 기관에서 우수도서로 선정된 도서를 중심으로 <모교 책 보내기 운동>과 <군부대 책 보내기 운동>을 펼치고 있습니다. 책을 제공해 주시면 수요기관에서 감사장과 함께 기부금 영수증을 받을 수 있어 좋은 일에 따르는 적절한 세액 공제의 혜택도 뒤따르게 됩니다. 대한민국의 미래, 젊은이들에게 좋은 책을 보내주십시오. 독자 여러분의 자랑스러운 모교와 군부대에 보내진 한 권의 책은 더 크게 성장할 대한민국의 **발판**이 될 것입니다.

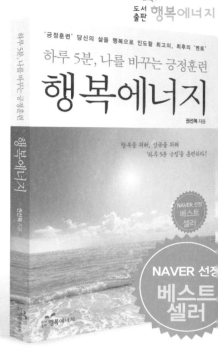

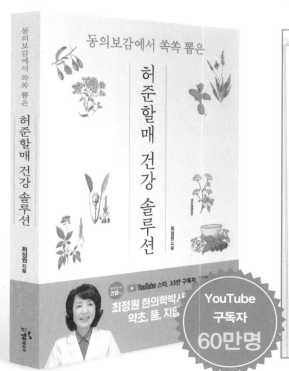

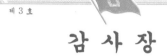